GUIDE MÉDICAL

POUR

LES COMMANDANTS DES NAVIRES

DÉPOURVUS DE MÉDECIN

MINISTÈRE DE LA MARINE

GUIDE MÉDICAL

POUR

LES COMMANDANTS DES NAVIRES

DÉPOURVUS DE MÉDECIN

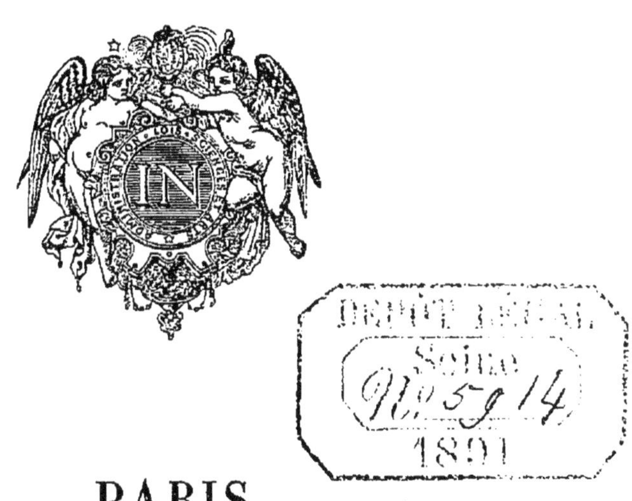

PARIS

IMPRIMERIE NATIONALE

M DCCC XCI

MINISTÈRE DE LA MARINE

GUIDE MÉDICAL

POUR

LES COMMANDANTS DES NAVIRES

DÉPOURVUS DE MÉDECIN

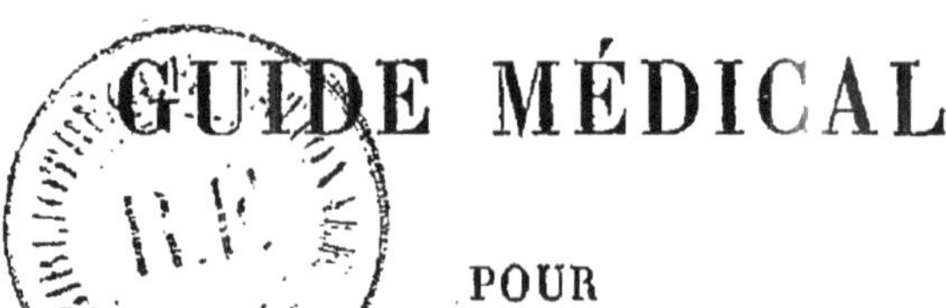

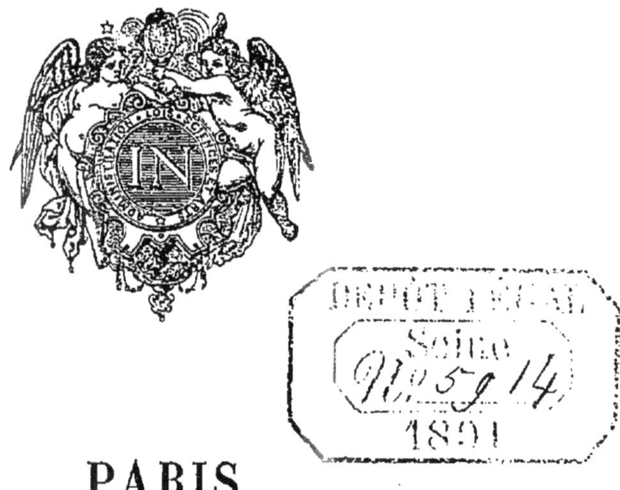

PARIS

IMPRIMERIE NATIONALE

M DCCC XCI

GUIDE MÉDICAL

POUR

LES COMMANDANTS DES NAVIRES

DÉPOURVUS DE MÉDECIN.

Sur les côtes de France ou dans les stations lointaines, un assez grand nombre de bâtiments naviguent sans qu'il y ait un médecin à bord.

Dans ces cas, l'officier qui commande, et qui a le juste sentiment de sa responsabilité, doit veiller à le conservation de la santé de son équipage et posséder les notions indispensables pour donner les premiers soins aux malades ou blessés à son bord. Il trouvera ces notions dans les pages qui suivent et dont le but est de l'éclairer sur toutes les circonstances où son intervention serait utile pour prévenir les maladies ou pour soulager ceux qui souffrent. A ce titre, cette Instruction a son complément naturel dans le deuxième volume du *Manuel du marin-infirmier*, du 18 janvier 1888, qui contient sous une forme très claire tout ce qui est relatif aux connaissances techniques nécessaires pour soigner les malades, en l'absence du médecin [1].

---

[1] *Manuel du marin-infirmier*, 4ᵉ édition (18 janvier 1888), 2 vol. in-18, carton-toilé, Paris, L. Baudoin et Cⁱᵉ, 1888. Nᵒ 5154 de la nomenclature des documents.

La présente Instruction est divisée en trois parties principales :

1° Hygiène, ou précautions à prendre pour empêcher les maladies de se développer à bord ;

2° Liste, par ordre alphabétique, des accidents et des maladies qui peuvent survenir le plus communément à bord ;

3° Liste des médicaments et des objets de pansement délivrés aux navires dépourvus de médecins. — Remarques sur l'emploi de ce matériel.

I

Hygiène, ou précautions à prendre pour empêcher les maladies de se développer à bord.

On appelle *hygiène* l'ensemble des moyens destinés à entretenir l'homme en bonne santé, et à supprimer les causes qui peuvent le rendre malade. Celles-ci dépendent du navire lui-même ou de l'homme qui l'habite : les premières sont principalement l'aération insuffisante, l'encombrement, l'humidité, le froid, la chaleur, le défaut de propreté. Dans la seconde catégorie (causes des maladies, dépendant de l'homme), se trouvent : l'alimentation défectueuse, l'intempérance, la malpropreté, les vêtements humides, les infractions à la discipline.

CAUSES DES MALADIES, DÉPENDANT DU NAVIRE.

1° *L'aération insuffisante* est susceptible de produire des maladies lentes, comme la tuberculose pulmonaire chez des gens prédisposés à cette affection par anémie, par faiblesse constitutionnelle ; ou rapides, comme l'asphyxie, chez des hommes qui restent pendant trop longtemps enfermés dans un poste où l'air pur ne pénètre pas suffisamment. Il faut 25 mètres cubes d'air pour un espace destiné à l'habitation d'un homme pendant la nuit : cette condition ne peut se réaliser à bord où l'on doit se contenter de 3 à 4 mètres cubes d'air pour chaque homme pendant la nuit. Le chiffre de 3 mètres cubes, au-dessous duquel on ne saurait descendre sans danger, serait très insuffisant pour un homme respirant pendant cinq heures dans un espace complètement fermé, mais il peut être admis à bord à la condition expresse de corriger par la ventilation ce que l'emplacement a de défectueux.

On combat, en effet, l'insuffisance d'aération par le renouvellement intérieur de l'air au moyen des panneaux, des manches à vent, des appareils de ventilation.

2° *L'encombrement* détermine par lui-même l'insuffisance d'aération, la respiration humaine consommant en moyenne un demi-mètre cube d'air par heure.

En outre, par les produits qui s'exhalent sans interruption de la peau et des poumons, chaque homme vicie au bout d'une heure l'atmosphère d'un espace confiné de 3 mètres cubes. De l'encombrement peuvent résulter des maladies graves par appauvrissement du sang et quelquefois même le typhus.

On combat l'encombrement en modifiant les postes de couchage, en améliorant les dispositions d'aménagement.

3° L'*humidité* est une cause puissante d'insalubrité pour les navires. Elle occasionne souvent des bronchites, des douleurs rhumatismales ou névralgiques, des troubles de la digestion tels que coliques, diarrhée.

Elle est d'autant plus à craindre qu'elle siège dans les parties basses du bâtiment: il est donc nécessaire de nettoyer ces parties à sec, ou du moins avec une très petite quantité d'eau douce qui s'évapore plus vite et plus complètement que l'eau de mer.

4° Le *froid* aggrave les inconvénients de l'humidité; il doit surtout être évité quand la ventilation est énergique. Même alors, cependant, il est moins nuisible que l'insuffisance d'aération ou que l'encombrement et les moyens de s'en préserver ne doivent jamais avoir pour résultat de produire l'aération insuffisante ou l'encombrement.

5° La *chaleur* à bord d'un navire peut être dangereuse pour la santé des hommes, soit à cause de la température élevée de l'air extérieur, produisant l'insolation, le coup de chaleur; soit, plus communément, par la température élevée de la machine quand le bâtiment est sous les feux. Dans cette dernière circonstance, la température des chaufferies atteint quelquefois 50 degrés. Le séjour dans cette atmosphère surchauffée détermine à la longue l'anémie avec décoloration de la peau, troubles digestifs et nerveux.

On lutte contre la chaleur par la ventilation (par exemple, manches à vent dans la machine en ayant soin que la douche d'air ne tombe pas directement sur la tête des chauffeurs), par les ablutions sur tout le corps avec l'eau froide (moyen préférable à l'emploi de l'acidulage en boisson).

On pourrait sans inconvénient laisser les hommes coucher sur le pont, sous la tente, quand la température des postes ordinaires de couchage est très élevée.

6° La *propreté* du navire est une des conditions les plus importantes à réaliser pour le maintien de la bonne santé de l'équipage. Elle doit être plus rigoureuse encore dans les parties habituellement soustraites aux regards que dans les endroits du bâtiment exposés à la vue.

L'odorat décèle facilement les foyers de malpropreté : dès qu'on est prévenu de leur existence, il faut les faire disparaître par un nettoyage à fond, l'aération et l'emploi des désinfectants (sulfate de fer, sulfate de cuivre, chlorure de chaux, chlorure de zinc).

CAUSES DES MALADIES, DÉPENDANT DE L'HOMME.

1° L'*alimentation défectueuse* détermine souvent des maladies par excès ou insuffisance de quantité (indigestion, embarras gastrique, diarrhée, crampes d'estomac, vertiges), par mauvaise qualité des aliments (empoisonnement par les conserves altérées, par les aliments cuits dans des ustensiles mal étamés). Les premiers accidents mentionnés ci-dessus ne s'observent pas avec la distribution régulière de la ration; les accidents de la deuxième catégorie seront évités par l'examen soigneux des conserves avant de les laisser consommer, par le bon entretien des ustensiles de cuisine au double point de vue de leur propreté et de l'intégrité de l'étamage. Dans le cas où l'on serait forcé de se servir d'ustensiles en cuivre non étamés ou dont l'étamage serait usé, il faudrait soigneusement éviter d'y laisser refroidir les aliments; à cette condition, ils présentent moins de danger.

Une attention particulière doit être apportée à l'examen des vivres du dehors dont la vente aux équipages peut être autorisée sur les bâtiments : la vue, l'odorat et le goût suffisent en général à constater leur qualité, qu'il s'agisse d'aliments solides ou de boissons.

Une importance plus grande encore s'attache à la pureté de l'eau qui sert à l'alimentation. Cette eau peut être le véhicule d'un certain nombre de maladies dont la plus commune et la plus grave est la fièvre typhoïde; aussi a-t-on dit avec raison : *la fièvre typhoïde se boit.* Dans certaines localités, on absorberait de la même manière les germes de la dysenterie, du choléra.

L'eau peut être limpide, agréable au goût, et cependant contenir en grand nombre des éléments infectieux. Dans ce cas, le procédé le plus simple pour la purifier est l'ébullition. Mais il est plus avantageux encore de n'employer pour la boisson que l'eau distillée, en ayant soin de ne faire aucun mélange de celle-ci avec l'eau de terre qui pourrait être réservée pour le lavage.

A défaut d'eau distillée, on ne donnera pour la boisson que de l'eau bouillie et refroidie, toutes les fois qu'elle provient d'un pays où règnent la fièvre typhoïde, la dysenterie, le choléra.

Dans tous les cas, on s'assurera fréquemment de la propreté minutieuse des récipients qui renferment l'eau de boisson; on veillera, en particulier, à ce que cette eau ne puisse être en contact avec des conduites en plomb, métal qui se laisse facilement attaquer en petite quantité par l'eau : celle-ci détermine alors, en boisson, les troubles rattachés à la colique de plomb ou colique sèche dont les conséquences pour la santé sont quelquefois irrémédiables.

2° L'*intempérance* est une cause banale de maladies, surtout quand elle se traduit par l'abus de liqueurs alcooliques, toutes plus ou moins frelatées.

Il est nécessaire de prendre tous les moyens possibles pour mettre les hommes en garde contre un pareil empoisonnement.

3° La *malpropreté* corporelle compromet la bonne santé, non seulement par ses inconvénients pour celui qui néglige de se tenir propre, mais encore par ses fâcheux effets sur l'entourage de cet homme. Lorsque la vie en commun dans un étroit espace est absolument imposée, la propreté cesse d'être une vertu pour devenir une stricte obligation.

Il faut donc veiller au maintien d'une rigoureuse propreté corporelle. Dans celle-ci on doit comprendre les soins pour entretenir la propreté des dents. Beaucoup d'affections des gencives, un grand nombre de caries ont pour cause la malpropreté de la bouche ; les hommes de l'équipage doivent en être persuadés. Ils éviteront ces maladies par l'emploi quotidien de la brosse à dents imprégnée d'eau tiède et chargée d'une petite quantité de poudre dentifrice.

4° Les *vêtements humides* sont surtout dangereux par un temps froid et pendant que le corps est immobile. Il faut alors les faire changer le plus tôt possible contre des vêtements secs; il convient d'employer fréquemment les vêtements imperméables pour garantir les tissus de laine contre la pluie ou les embruns.

Lorsque par raison de service les hommes auront été obligés exceptionnellement de garder longtemps des vêtements humides, il sera de bonne précaution de leur faire boire dès qu'on le pourra une ration de tafia. Cette mesure prise immédiatement suffira souvent pour prévenir des rhumes, des bronchites, des douleurs rhumatismales ou autres affections plus ou moins graves occasionnées par le froid humide.

5° Les *infractions à la discipline* sont une cause fréquente de maladies par les abus et les excès qui en résultent pour la santé.

La discipline du bord, sagement ordonnée et rigoureusement observée, est un gage de bonne santé pour l'équipage; elle peut se résumer en ces quelques mots : « entretenir l'activité physique des hommes sans les surmener, et favoriser à bord toutes les distractions compatibles avec le service. »

A terre, les permissionnaires échappent presque complètement à l'action de la discipline. De graves inconvénients pour la santé peuvent en être la conséquence; souvent la syphilis, cette maladie si lente à guérir, se contracte *en courant bordée*. Il convient, par suite, de n'accorder facilement de permissions qu'à des hommes bien notés pour la bonne conduite habituelle.

II

Liste, par ordre alphabétique, des accidents et des maladies qui peuvent survenir le plus communément à bord.

Dans cette liste, sous la forme pratique d'un dictionnaire, se trouvent les moyens de traitement les plus faciles à mettre en œuvre par les personnes les plus étrangères à la médecine, contre les maladies ou les accidents qui peuvent survenir à bord d'un navire dépourvu de médecin. Cette nomenclature ne contient, naturellement, que les affections médicales ou chirurgicales, les unes fréquentes, d'autres exceptionnelles, pour lesquelles les malades ont besoin de soins immédiats.

Abcès. — Les abcès peuvent siéger dans presque toutes les parties du corps, mais à bord ils se montrent principalement à l'aine, au cou, dans l'aisselle. Leurs signes sont d'abord la rougeur de la peau, la douleur; puis la peau est tendue, soulevée par une enflure qui augmente graduellement et arrive à former une grosseur rouge, molle au toucher, très sensible et donnant des douleurs lancinantes comme des piqûres d'aiguilles. A la fin la peau se rompt, le pus s'écoule, sa quantité diminue graduellement chaque jour, l'ouverture de la peau se ferme, la dureté et la douleur disparaissent; l'abcès est alors guéri.

Les abcès se déclarent souvent sans cause apparente;

quelquefois ils surviennent à la suite d'un coup, d'un effort; une dent cariée peut occasionner un abcès de la joue; une maladie vénérienne détermine souvent un abcès ou bubon dans l'aine.

Les principales indications du traitement sont de maintenir la partie où siège l'abcès dans le repos, de la garder chaude et moite et à l'abri de toute pression. Lorsque cela est possible on doit conseiller la position élevée : par exemple, si l'abcès est situé à la jambe on fera reposer celle-ci sur un coussin. La chaleur et la moiteur peuvent être obtenues par le pansement humide ou par les cataplasmes. Le pansement humide consiste simplement dans une pièce de linge (molleton de coton, au besoin un mouchoir de poche), pliée en 4 ou 5 doubles et imbibée d'eau froide. Elle est appliquée sur la partie malade, et recouverte d'une enveloppe imperméable (gutta-percha laminée, ou, à défaut, serviette, morceau de molleton de laine plié en double). L'eau froide ne tarde pas à devenir chaude au contact de l'abcès et il en résulte un grand bien-être pour le malade. Ce pansement doit être de nouveau humecté d'eau froide dès qu'il devient sec ou qu'il donne une sensation de chaleur pénible; il agit aussi bien ou même mieux que les cataplasmes, il est plus propre et plus facile à employer à bord.

Quand l'abcès est ouvert, on le lave deux fois par jour avec la solution phéniquée faible et l'on continue le pansement humide.

Accès de fièvre. — On désigne sous ce nom un

ensemble de symptômes susceptibles de disparaître assez rapidement et de reparaître après des intervalles réguliers ou irréguliers. A la suite d'un refroidissement, d'une fatigue exagérée, d'un empoisonnement particulier, le corps est pris d'un violent frisson; le pouls devient rapide, la figure pâle, un malaise général s'établit, accompagné souvent de nausées et de vomissements. Après un temps variable une chaleur brûlante remplace la sensation de froid; la peau se colore, la soif se déclare. Plus tard enfin le corps se couvre d'une sueur plus ou moins abondante; les urines d'abord rares deviennent abondantes et troubles, puis tout rentre dans l'ordre.

Pour un premier accès de ce genre, rien autre chose à faire que de tenir le malade couché, à la diète, en lui donnant à boire assez souvent une infusion tiède de tilleul.

Si l'accès de fièvre survient dans les pays à fièvres intermitentes ou bien chez un homme récemment revenu de ces pays, il convient de donner de la quinine dès la fin de l'accès auquel on a assisté. On administre alors la quinine (sulfate de quinine) par paquets de 50 centigrammes deux à trois fois par jour, avec des intervalles de 3 à 4 heures, et cela pendant trois jours. Lorsque l'embarras gastrique (*voyez ce mot*) existe en même temps, le combattre par un vomitif.

Acides (Empoisonnement par les), par exemple : l'huile de vitriol (*acide sulfurique*), l'eau forte (*acide nitrique*), l'esprit de sel (*acide chlorhydrique*). — Faire avaler très rapidement deux cuillerées à soupe de magnésie calcinée délayée dans l'eau, ou bien donner de l'eau de savon (gros comme une noix de savon pour 2 litres d'eau bouillante), ou encore, à défaut d'autre moyen, de l'eau que l'on aura mélangée avec des cendres de bois et passée à travers un linge. Donner en même temps de l'eau albumineuse (5 blancs d'œufs battus dans un litre d'eau). A ces contrepoisons, il convient d'ajouter la *craie* ou blanc de Meudon qu'on peut administrer en n'importe quelle quantité délayée dans de l'eau.

Aiguilles avalées, épingles, arêtes. — En général les aiguilles ou les épingles avalées cheminent dans le tube digestif sans donner lieu à d'autres malaises que des douleurs assez vives, mais très courtes, qui cessent dès que ces corps étrangers sont expulsés. Quelquefois des aiguilles avalées depuis longtemps viennent poindre sous la peau dans des régions très éloignées sans avoir produit d'accidents. Mais il peut arriver que des aiguilles, des épingles, des arêtes de poisson s'implantent dans les parois du tube digestif à un moment quelconque de leur marche, pénètrent dans les organes voisins et provoquent des accidents très graves.

Voici, dans tous les cas, le traitement à employer pour la personne qui vient d'avaler un de ces corps étrangers : Bien se garder de donner un vomitif; faire boire un mélange de 4 cuillerées à soupe d'huile d'olive avec 1 litre d'eau gommée (gros comme une noix de gomme arabique pour un litre d'eau).

S'il y a des douleurs vives, frictionner légèrement l'endroit où siègent les douleurs avec une flanelle chaude sur laquelle on a versé un mélange contenant 5 cuillerées à bouche d'huile d'olive pour une cuillerée à café de laudanum. Donner enfin, à l'intérieur, si les douleurs persistent, une cuillerée à café d'hydrate de chloral en solution avec partie égale d'eau, dans un verre d'eau très sucrée.

Alcalis (Empoisonnement par les), par exemple : l'eau seconde (potasse). — Faire boire au malade 1 litre d'eau renfermant 8 cuillerées à soupe de vinaigre. Faire vomir en enfonçant 2 doigts dans la bouche, et donner de l'eau tiède mélangée d'huile d'olive. Ensuite administrer de l'eau gommée (gros comme une noix de gomme arabique, dans 1 litre d'eau bouillante) ou de l'eau albumineuse (5 blancs d'œufs par litre d'eau), toujours en très grande abondance.

Alcoolisme. — L'alcoolisme est l'empoisonnement produit par l'usage longtemps continué de petites quantités d'alcool sans qu'il soit nécessaire d'aller jusqu'à l'ivresse. L'ivresse est un empoisonnement passager produit par l'abus des liqueurs fermentées; l'alcoolique est rarement un ivrogne.

L'alcoolisme amène l'affaiblissement des individus et de la race. Propagé par le vinage des vins et par la consommation toujours croissante des alcools inférieurs, il se répand sur tout le littoral de l'Ouest et du Nord qu'il dépeuple peu à peu.

L'alcoolique, qui conserve une sécurité bien trompeuse parce qu'il ne s'enivre pas, perd le sommeil, mange peu, a des crampes et ressent des fourmillements dans les membres. Ses muscles faiblissent; il survient des vertiges, de l'abrutissement, des hallucinations, des terreurs soudaines. Ses maladies, ses blessures, même légères, sont toujours graves.

L'ivresse peut être une cause d'accidents graves, et l'on observe en hiver, même dans les pays tempérés, des cas de mort à la suite de l'ivresse. On sait que le froid déprime toutes les fonctions, et que l'alcool, après une stimulation factice, anéantit les forces. C'est ainsi que s'expliquent les décès de matelots qui, n'ayant pu regagner leur bord après de copieuses libations, avaient passé la nuit couchés dans les fossés ou sur les remparts.

On guérit l'alcoolisme, lorsqu'il n'est pas ancien, par la suppression progressive de l'alcool tout en maintenant l'usage journalier du vin naturel.

L'ivresse sera combattue par le café noir à doses répétées. L'ammoniaque ou alcali volatil à la dose de 20 gouttes dans un verre d'eau ramène quelquefois la raison.

Dans les cas graves, lorsqu'on n'a plus affaire qu'à une masse inerte, on devra emmailloter l'ivrogne dans des couvertures bien chaudes. On lui donnera un lavement avec deux verres d'eau tiède contenant deux cuillerées de sel de cuisine. En général il se produira une débacle qui calmera les accidents principaux. On pourra alors recourir à l'alcali volatil et, s'il échoue, on donnera une tasse de tilleul dans laquelle on mettra 20 gouttes d'éther.

Ampoules (Cloches ou). — Qu'elle siège aux pieds ou aux mains, l'ampoule doit être piquée avec la pointe d'une aiguille préalablement trempée dans la solution phéniquée à $\frac{1}{20}$, dans le point où une ouverture favorisera le mieux la sortie du liquide. Cela fait, on recouvre l'ampoule avec un linge sans cesse humecté par la solution suivante : acétate de plomb, deux cuillerées à café, acide phénique dissous dans parties égales de glycérine une cuillerée à café, eau 1 litre.

Amygdalite, angine (Mal de gorge).—Gargarisme plusieurs fois par jour avec du chlorate de potasse (plein une petite cuiller à café) dissous dans un verre d'eau tiède ; appliquer sur la gorge des linges mouillés tenant lieu de cataplasmes, comme cela est indiqué au mot *abcès*; si la langue est chargée d'enduit grisâtre, l'appétit nul, on donnera un purgatif avec une cuillerée à soupe bien pleine de sulfate de soude, dans un demi-verre d'eau.

Lorsque le malade éprouve une grande difficulté à avaler, le faire vomir en lui donnant un grand verre d'eau tiède dans laquelle on aura dissous un paquet d'émétique de 5 centigrammes. Un quart d'heure après, renouveler cette dose si le vomissement n'a pas eu lieu.

La convalescence est souvent assez longue.

Apoplexie, congestion cérébrale, coup de sang. — Lorsque la quantité de sang qui arrive au cerveau est plus grande que d'habitude, une congestion cérébrale peut se produire. Si cette quantité augmente encore, une artère du cerveau peut se rompre : il y a alors apoplexie.

Les excès alcooliques, une nourriture trop riche, la

constipation opiniâtre, les efforts violents, la chaleur du soleil, une attitude forcée qui oblige à tenir longtemps la tête baissée, sont autant de causes d'apoplexie.

Cette maladie à invasion subite peut être rangée parmi les accidents. Elle détermine la perte instantanée de connaissance ; la figure devient violacée, la respiration est gênée, les yeux sont très rouges. La parole est impossible et les mouvements sont abolis, d'un côté du corps. Ces symptômes disparaissent dans les cas heureux, mais généralement avec une grande lenteur.

Le traitement consiste à attirer le sang ailleurs qu'au cerveau. Pour cela on assied le malade à l'air frais, les jambes pendantes. On place sur le visage, la tête et le cou, des compresses d'eau froide vinaigrée tandis qu'on entoure de linges chauds les pieds et les jambes. On trempe un marteau dans l'eau bouillante, et quand le fer est chaud on l'applique à diverses reprises le long des jambes et dans le dos en se rapprochant de la nuque : les brûlures déterminées ainsi ont un effet utile. On peut aussi serrer le haut des bras et le haut des jambes avec des mouchoirs noués. Si l'on sent près du cou les battements d'une grosse artère, on comprime légèrement sous les doigts celle qui est du côté opposé à la partie du corps paralysée. Quand le malade est revenu à lui, on lui fait boire de l'eau froide sucrée et vinaigrée et du café froid très fort. On peut encore recourir avec avantage aux sinapismes que l'on appliquera aux membres inférieurs en évitant les varices s'il y en a.

Asphyxie, respiration artificielle. — Toutes

les fois que l'air ne peut pas pénétrer dans les poumons en quantité suffisante pour entretenir leurs fonctions, il y a asphyxie. Les diverses espèces d'asphyxie que l'on peut avoir à combattre à bord sont dues surtout à l'air confiné et à la submersion.

Mais, quelle que soit l'asphyxie, il n'y a pas une minute à perdre; on éloigne les personnes inutiles; on déshabille l'asphyxié en fendant ses vêtements; il sera placé sur le dos, la poitrine haute, la tête un peu en arrière. La bouche sera ouverte et maintenue telle avec un tampon de bois ou un bouchon. On tirera la langue en avant en la prenant avec les doigts recouverts d'un mouchoir, l'on débarrassera les narines, la bouche et la gorge des mucosités, des écumes et des matières étrangères qu'elles peuvent contenir. Pendant ce temps les aides frictionneront tout le corps avec des linges rudes ou de l'étoupe. Les briques chaudes, le marteau ordinaire trempé dans l'eau bouillante et promené sur le corps, particulièrement le long des côtes, seront des moyens à utiliser de même que les frictions alcooliques. Si le succès ne couronne pas ces efforts, on aura recours à la *respiration artificielle*, que l'on pratique de la manière suivante :

On prend un soufflet et l'on introduit le tube qui le termine dans une des narines du malade. On ferme d'une main les narines sur ce tube, et, de l'autre main, on s'oppose à la sortie de l'air par la bouche. A ce moment on fait souffler doucement : on doit voir la poitrine se soulever à mesure que l'air la remplit. On retire le tube et les deux mains, puis on presse des deux côtés sur la base de la poitrine qui se vide en un instant. On vient ainsi de remplir les poumons d'air et de les vider, on a donc produit une respiration complète, composée d'une entrée et d'une sortie d'air, d'une inspiration et d'une expiration. On continue cette manœuvre sans précipitation, mais sans perdre une seconde. A défaut d'un soufflet, on peut se servir d'un tube quelconque; si l'on n'en avait pas, on soufflerait directement de bouche à bouche en fermant complètement le nez. La respiration artificielle sera continuée s'il le faut pendant des heures; les assistants devront se remplacer et ne jamais désespérer. On a vu de véritables résurrections au bout de plusieurs heures d'efforts.

Dans le cas d'*asphyxie par submersion*, il faut étendre le noyé la tête un peu élevée et tournée sur le côté pour que l'eau contenue dans la bouche s'écoule facilement. Le corps sera posé sur le dos, légèrement tourné du côté droit. On enlève de la bouche le sable, les herbes, l'écume qu'elle peut contenir; on tire la langue du noyé en avant en la saisissant avec un linge. Sans perdre de temps on procède ensuite à la respiration artificielle.

Blessures. — Quelle que soit une blessure, elle appartient toujours à l'un des trois types ci-dessous :
1° Blessures par instrument contondant;
2° Blessures par instrument piquant;
3° Blessure par instrument tranchant.
Il faut d'abord transporter le blessé à son poste de couchage ou de repos. S'il peut marcher, on le soutient simplement en se plaçant à côté de lui et en portant une

main sous son aisselle la plus éloignée. Lorsqu'il ne peut se tenir debout, une seule personne robuste doit au besoin pouvoir le transporter : pour cela deux procédés sont praticables. Dans le premier, le blessé ayant été assis, le porteur se place entre ses jambes en lui tournant le dos, s'accroupit et soulève les cuisses qu'il ramène près de ses hanches ; le blessé passe ses bras autour du cou du porteur qui se relève et se met en marche. Dans le second procédé, on passe les deux bras sous le corps du blessé et, ramenant tout le poids contre la poitrine, on le soulève la tête haute. S'il y a plusieurs porteurs, leur tâche est beaucoup plus aisée ; ils auront soin d'harmoniser leurs mouvements en partant tous du même pied.

Si le blessé est très oppressé, on disposera à la tête de son lit une chaise renversée faisant plan incliné, sur lequel s'appuieront le bout du matelas ou les oreillers.

Dans le cas de fracture des membres inférieurs, on passera une planche sous le matelas pour donner à la jambe une position plus solide et par suite moins douloureuse.

Dès que le blessé demande à boire, on lui donne de l'infusion de tilleul ou de l'eau vineuse.

Blessures par instrument contondant (contusions, plaies contuses). Blessures par les balles. Blessures par les grains de plomb. Blessures par écrasement. Blessures par arrachement. — Les blessures par instrument contondant ou contusions sont de beaucoup les plus fréquentes : elles résultent de l'application brusque et énergique d'une substance dure sur une partie du corps. La peau qui reçoit le coup peut résister grâce à son élasticité, mais celle-ci a une limite à laquelle la peau rencontre une partie solide quelconque, saillie d'os intérieure ou point d'appui extérieur qui oppose une résistance. Dès lors des filets nerveux peuvent être meurtris ou déchirés, ce qui amène une vive douleur; des vaisseaux sanguins peuvent être rompus, produisant un écoulement de sang sous la peau et déterminant ainsi ces taches violacées que l'on nomme des bleus ou des ecchymoses.

Si la peau n'a pas résisté, il se produit outre la contusion une plaie irrégulière, déchiquetée, qui d'ailleurs au début réclame les mêmes soins que la contusion et que l'on appelle *plaie contuse*. Les *excoriations* sont de petites plaies contuses dans lesquelles une partie de la peau a été éraillée.

Les projectiles lancés par les armes à feu produisent des plaies contuses compliquées quelquefois par la présence de corps étrangers. Ces blessures, lorsqu'elles siègent au ventre, à la poitrine ou à la tête, déterminent de la stupeur et de l'anxiété. Généralement, le visage du blessé pâlit et il survient des convulsions et des syncopes, même si le cerveau n'est pas atteint et en dehors de toute perte de sang importante. La douleur peut quelquefois passer presque inaperçue et consister simplement dans la sensation d'un choc.

Si un coup de fusil chargé à plomb a été tiré de très près, les projectiles faisant balle produisent une blessure large et profonde. Si le coup a été tiré de loin, les grains de plomb occasionnent un grand nombre de petites blessures généralement peu graves parce qu'elles sont peu profondes.

Lorsqu'une contusion est poussée à l'extrême, que la peau soit intacte ou non, les tissus sont écrasés et quelquefois réduits en une masse informe. Ces blessures, dites par *écrasement*, sont toujours graves; elles résultent le plus souvent de chutes d'un lieu élevé.

Les blessures par *arrachement* ont une grande analogie avec les contusions. Elles saignent peu et ne sont pas accompagnées d'une vive douleur. Elles se produisent en général au niveau des jointures; un effort violent peut arracher un doigt, un orteil, l'avant-bras, le pied et même la jambe.

Le traitement des plaies par instrument contondant comprend les principales indications suivantes :

Lorsque c'est un membre qui est atteint on le place au repos en le fléchissant à demi, de manière qu'il ne soit ni tout à fait replié, ni tout à fait étendu.

S'il y a une plaie, on la lave avec de l'eau fraîche dans laquelle on met par litre trois cuillerées à soupe de la solution d'acide phénique au $\frac{1}{20}$. On enlève les corps étrangers les plus visibles, tels que pierres, graviers, débris de vêtements; on recouvre ensuite la plaie avec un carré de coton hydrophile trempé dans la solution suivante:

Acide phénique en solution avec partie égale de glycérine, une cuillerée à café;

Acétate de plomb (extrait de saturne), sept cuillerées à café;

Eau, un litre.

On humecte fréquemment avec ce mélange la ouate placée sur la plaie contuse. On procède de même dans les contusions sans plaies.

Dans les blessures produites par les balles, on ne doit jamais chercher le projectile; on lave la plaie à l'eau phéniquée, et on la recouvre de la même solution; il faut imposer au blessé une diète sévère et une immobilité absolue.

S'il s'agit de grains de plomb, on n'essaiera pas de les enlever : on risquerait de les enfoncer davantage. On emploiera le même lavage, la même solution.

Dans les blessures par écrasement et par arrachement, on ne coupera aucun lambeau de peau et l'on donnera les mêmes soins que dans les contusions ordinaires.

Blessures par instrument piquant. — Ces blessures, qui sont toujours des plaies, sont généralement étroites et plus ou moins profondes. Elles résultent de l'action d'un instrument aigu, par exemple de la pointe d'un couteau, d'une aiguille, de ciseaux, de fleurets. Elle peuvent ne pas être mortelles, même lorsqu'elles traversent le ventre ou la poitrine de part en part.

On doit se garder de sonder la plaie pour voir jusqu'où elle s'étend : on la lave à l'eau phéniquée et on la recouvre simplement avec un carré de linge trempé dans l'huile phéniquée (10 cuillerées d'huile d'olive mélangées à une demi-cuillerée d'acide phénique dissous avec partie égale de glycérine).

Blessures par instrument tranchant. — Elles sont constituées par des plaies résultant d'une division franche et nette de la peau et des tissus, coup de rasoir, de couteau, de sabre, etc. Elles sont caractérisées par une vive douleur et par l'écoulement du sang, résultant de la section nette des vaisseaux sanguins (voir *hémorragie*).

En outre, il se produit un certain écartement des bords de la plaie en raison de l'élasticité de la peau.

Si la plaie est de petite dimension, on la lave avec la solution phéniquée et l'on rapproche ses bords avec une petite bande trempée dans l'huile phéniquée.

Si la plaie est importante, on place le membre ou la partie du corps atteinte dans une position qui permette le rapprochement des bords. On lave à l'eau phéniquée (4 cuillerées à soupe de la solution au $\frac{1}{20}$ par litre d'eau). Au moyen de bandes ou de coussins placés sur les côtés, on amène peu à peu les bords au contact l'un de l'autre. On saupoudre avec un peu d'iodoforme et l'on recouvre la plaie de coton hydrophile bichloruré en dépassant de beaucoup les limites de la coupure. On fixe ce pansement par une bande.

Une propreté rigoureuse s'impose à toute personne qui s'approche d'un blessé pour le secourir, non pas une propreté banale, mais celle qui, au moyen d'un liquide antiseptique, débarrasse les mains de tous les microbes déposés à leur surface et sous les ongles. Il faut pour cela, après avoir lavé soigneusement les mains au savon, les plonger dans une solution d'acide phénique au ving-tième (obtenue en versant dans un litre d'eau cinq cuillerées à soupe d'acide phénique dissous avec parties égales de glycérine); elles seront alors vraiment pures et par conséquent inoffensives, mais si l'on attend qu'elles soient sèches ou si on les essuie, elles recueillent d'autres poussières infectieuses qu'elles vont déposer sur les plaies.

Toutes les fois que l'on a un premier pansement à

faire, on doit se souvenir que sans la propreté on risque d'empoisonner la plaie et par suite de tuer le malade que l'on désirait sauver. Le sort du blessé est dans les mains de celui qui fait le premier pansement.

Avec le pansement antiseptique décrit ci-dessus, on peut être sûr d'éviter les redoutables complications des plaies, complications qui accompagnaient souvent, autrefois, les blessures les plus légères.

Bronchite ou rhume de poitrine. — Dans les cas simples, le traitement se borne aux boissons chaudes (infusion de thé ou de tilleul), quelques morceaux d'extrait de réglisse qu'on laisse fondre dans la bouche, et 20 gouttes de laudanum à prendre le soir, trois heures après le repas, dans un peu d'eau sucrée. Le malade devra se vêtir chaudement, être protégé le plus possible contre le froid, le vent et l'humidité.

Quand il y a de l'oppression et de la fièvre, repos couché, diète, 1 gramme de poudre d'ipéca dans les 24 heures en quatre fois; 1 gramme d'antipyrine le soir si les douleurs sont vives.

Brûlures. — Le premier degré est caractérisé par une simple rougeur. Le second degré provoque la formation d'ampoules. Le troisième degré implique la désorganisation des tissus. Au delà, les brûlures produisent une véritable carbonisation.

S'il n'y a pas de plaie, le mieux est de plonger la partie brûlée dans l'eau froide, ou de la recouvrir de linges mouillés.

S'il y a plaie, on place sur les brûlures des carrés de ouate ou coton cardé imbibés d'huile phéniquée.

Quand les brûlures siègent sur les membres, on place ceux-ci dans la position allongée.

Les malades atteints de brûlures étendues éprouvent souvent des douleurs atroces; il faut alors leur donner une cuillerée à café de la solution d'hydrate de chloral (parties égales de chloral et d'eau), dans un demi verre d'eau sucrée.

Charbon, pustule maligne. — Les piqûres des insectes sont généralement des accidents sans importance, mais si l'insecte avant de faire sa piqûre s'est gorgé de sang pris sur un animal mort du *charbon*, il peut déterminer une *pustule maligne* et le danger est extrême. Le malade est pris de lourdeur de tête et d'abattement; sa peau devient sèche et brûlante; son regard reste fixe; il se produit quelquefois des évanouissements.

Après ces signes précurseurs, la peau rougit, brille et se tend sur le point où va se produire une pustule. De vives démangeaisons surviennent et l'on voit apparaître une petite élevure brune environnée de vésicules noires remplies d'un liquide rougeâtre. Sans la moindre hésitation, il faut faire sur la pustule deux profondes incisions en forme de croix dépassant les limites du mal. On cautérise au fer rouge et l'on place ensuite à la surface de la plaie ainsi produite une couche d'acide phénique dissous avec parties égales de glycérine. En même temps, on fait boire au malade plusieurs verres de vin chaud.

Choléra. — Le choléra est surtout une maladie épidémique; cependant on peut constater en Europe, pendant les grandes chaleurs, des cas isolés généralement moins funestes. La maladie débute le plus souvent pendant la nuit par des malaises et des vomissements abondants de matières bilieuses. Aussitôt après se produisent des selles copieuses ressemblant à de l'eau de riz; les mollets sont le siège de crampes très douloureuses; le ventre est tendu, contracté, la voix presque éteinte, les traits altérés, la soif excessive.

Lorsque le choléra est épidémique, il est toujours précédé par la diarrhée.

Il faut mettre le malade à la diète et au repos, faire des frictions alcooliques sur le corps, donner du thé additionné de tafia; on peut aussi donner à boire de l'eau ordinaire contenant par verre une cuillerée à soupe de tafia. Si les douleurs occasionnées par les crampes ne cèdent pas aux frictions, donner une cuillerée à café de la solution de chloral dans un verre d'eau très sucrée.

En cas de décès à bord, jeter aussitôt à la mer la literie et les objets souillés par le malade.

Colique sèche. — C'est une des formes de l'empoisonnement par le plomb, dont on a longtemps méconnu la véritable nature et dont les marins sont aujourd'hui préservés par les mesures qui ont supprimé à bord des navires l'introduction possible du plomb dans les aliments et les boissons. Elle atteint cependant encore quelquefois les hommes employés à la peinture. On calme la douleur en faisant boire 20 gouttes de laudanum, deux fois au besoin dans les 24 heures, en pratiquant des frictions avec de l'huile laudanisée et camphrée sur le ventre. La constipation est combattue par le sulfate de soude (autant que peut en contenir une cuillère à soupe, dose que l'on fait dissoudre dans un demi-verre d'eau).

Congélation. — Cet accident, extrêmement rare à bord, débute par une rougeur de la peau, avec démangeaisons et gonflement. Bientôt la douleur est atroce et la peau raidie se soulève en formant des ampoules. Si l'action du froid continue, la douleur se calme, la peau pâlit, devient dure et insensible, et c'est alors que commence le danger.

Il faut frictionner les parties gelées, avec de la neige ou de l'eau froide ; dès qu'elles redeviennent rouges, on les réchauffe par une douce chaleur, mais loin du feu. La chaleur venant de l'intérieur du corps peut guérir les congélations ; la chaleur arrivant de l'extérieur produit des désordres irréparables.

Quand le malade peut marcher, on lui fait faire un exercice violent et on lui donne un peu de tafia. On doit empêcher à tout prix le sommeil.

Constipation. — Faire prendre pendant trois ou quatre jours, chaque matin à jeûn, un paquet de rhubarbe en poudre (1 gramme) délayée dans quelques cuillerées d'eau.

Quand la constipation persiste, donner en lavement un demi-litre d'eau de mer tiède ; si, dans la journée, le malade n'a pas eu de selle, renouveler le lavement en ajoutant une cuillerée à soupe de sulfate de soude au demi-litre d'eau de mer.

Convulsions. — Lorsque le système nerveux, régulateur des mouvements, vient à être frappé (émotion vive, frayeur, colère, états maladifs divers), il peut se produire des mouvements désordonnés, plus ou moins violents mais toujours irrésistibles, auxquels on a donné le nom de convulsions. Le malade perd connaissance et tombe, sans cesser de s'agiter; la face est tantôt rouge, tantôt pâle; la respiration devient saccadée, irrégulière, et présente parfois de longs temps d'arrêt.

Il faut faire tenir le malade, sans violence, afin de l'empêcher de se blesser. On recouvre sa tête de linges mouillés; on lui donne à respirer des vapeurs d'éther et, si les convulsions s'arrêtent, on le fait marcher. Lorsqu'après la cessation des mouvements convulsifs, le malade reste raide et se refroidit, on applique sur sa poitrine à diverses reprises un marteau préalablement trempé dans l'eau bouillante. Si tous ces moyens échouent, on procède à la respiration artificielle. (Voyez *Asphyxie.*)

Corps étrangers de la peau (aiguilles, épingles, épines, échardes de bois, hameçons). — Quand on aperçoit nettement une écharde, une aiguille, une épine, enfoncée dans la peau, et quand on a la certitude de l'extraire sans risquer de l'enfoncer davantage, on la saisit avec une pince et on l'amène au dehors en suivant une direction exactement opposée à celle qu'elle a prise pour pénétrer dans la peau. Pour les hameçons, il est généralement plus facile de les extraire en les enfonçant davantage. On peut ainsi faire saillir la pointe que l'on saisit avec des pinces.

Après l'extraction des corps étrangers, ou lorsque cette extraction n'a pu être opérée, on place sur la blessure un morceau de molleton de coton arrosé avec la solution suivante :

Solution d'acide phénique avec parties égales de glycérine, une cuillerée à café;

Extrait de saturne (acétate de plomb), deux cuillerées à café;

Eau, un litre.

Corps étrangers de l'œil et des paupières. — Les corps étrangers qui viennent heurter la surface de l'œil peuvent s'implanter sur l'œil ou glisser entre les paupières. Ce sont le plus souvent des escarbilles, des grains de poussière, de sable; des paillettes métalliques projetées pendant un rivetage. Ces dernières peuvent, quelquefois, être extraites au moyen d'un aimant.

Pour les autres corps étrangers, il faut examiner avec soin la surface intérieure des paupières, en demandant au blessé de regarder en haut pour examiner la paupière inférieure, en bas pour explorer la paupière supérieure. Quand on aperçoit le corps cherché, on essaie de le détacher au moyen d'une petite baguette de papier roulé.Les lavages de l'œil à grande eau peuvent favoriser l'expulsion si l'on ne voit pas le corps étranger. Un procédé très simple et qui réussit souvent consiste à saisir les cils de la paupière supérieure pour l'attirer en bas et en avant; en même temps le blessé regarde le plus possible en haut : dans cette position, les cils de la paupière inférieure balaient la face interne de la paupière supérieure, et cette action mécanique suffit pour entraîner l'escarbille ou autre corps étranger logé sous la paupière. Si ces moyens échouent, on peut introduire entre les paupières quelques gouttes d'une solution épaisse de gomme arabique : ce procédé calme les douleurs et permet aussi d'amener le corps étranger au dehors.

Assez souvent une paillette métallique, à peine visible, s'implante, s'incruste dans la cornée ou miroir de l'œil ; avec une certaine adresse et de la patience, on peut la déloger en l'ébranlant à l'aide d'une pointe d'aiguille, mais il faut prendre garde de ne pas faire pénétrer celle-ci dans l'œil et l'on doit tenir la pointe de l'aiguille presque parallèle à la cornée.

Que l'extraction ait ou non réussi, on place ensuite sur l'œil des carrés de linge fin ou de coton hydrophile trempés dans la solution d'acide borique (une cuillerée à café dans un verre d'eau bouillante) coupée de moitié d'eau.

Corps étrangers des narines et des oreilles. — Le meilleur moyen pour les retirer est d'employer de fortes injections d'eau avec un irrigateur. Pour les narines, le liquide injecté du côté resté libre revient par l'autre narine, pousse le corps étranger d'arrière en avant et l'entraîne au dehors. Pour les oreilles, le corps étranger est extrait généralement très vite sous l'action d'un courant d'eau poussé par l'irrigateur. S'il s'agit de vers ou d'insectes, on fait une injection avec de l'eau tiède mêlée à de l'huile par parties égales.

Corps étrangers du gosier. — Des fragments

d'os, des arêtes, des pièces de monnaie, des boutons, des corps de toute nature, peuvent, une fois arrivés dans le gosier, obstruer soit le chemin de l'air, soit le chemin des aliments. Dans ces deux cas, il y a urgence à intervenir très vite.

Si le corps étranger du gosier est accessible aux doigts, on doit tâcher de le retirer, mais sans se servir d'une fourchette qui pourrait être saisie et avalée à son tour. S'il s'agit d'un corps aigu, comme une arête, une aiguille, une épingle, que l'on n'a pas pu enlever avec des pinces, on fera prendre au malade des boulettes de mie de pain ou de la panade épaisse.

Dans certains cas, en plaçant le malade la tête en bas et en frappant dans son dos, on a pu quand il s'agissait de corps assez lourds (noyaux par exemple) les faire retomber par leur propre poids.

Coup de fouet, rupture musculaire, tour de reins, lombago. — Sous l'influence d'un effort parfois minime, quelques fibres musculaires peuvent faire hernie à travers les membranes qui leur servent de gaine. Cet accident, qui occasionne une vive douleur, a reçu le nom de *coup de fouet* lorsqu'il a lieu au mollet, *tour de reins* ou *lombago* lorsqu'il se produit à la ceinture. Les mouvements sont alors abolis par l'excès de la souffrance localisée d'ailleurs sur un petit espace.

Si l'accident est survenu dans la jambe, on entoure celle-ci depuis la pointe du pied jusqu'au genou avec une bande que l'on arrose une fois en place, au niveau du point douloureux, en se servant d'une solution d'acide phénique au $\frac{2}{1000}$ (1 cuillerée à café d'acide phénique dissous, pour un litre d'eau) mêlée à un quart d'eau-de-vie camphrée. Repos absolu; jambe étendue. Sur les reins, quand il s'agit d'un lombago, on applique des compresses trempées dans le même liquide que celui employé pour les mollets.

Coup de soleil, insolation, coup de chaleur. — L'ardeur du soleil provoque parfois chez les marins un violent mal de tête, des vertiges, des bourdonnements d'oreilles et même du délire; le visage est très coloré, la démarche vacillante.

Le traitement consiste à transporter le malade dans un endroit frais, à le coucher la tête haute, à lui faire boire des boissons rafraîchissantes et à entourer sa tête de linges mouillés dans l'eau très froide. On peut aussi faire des irrigations froides sur la tête et sur la colonne vertébrale. S'il se produit une véritable *asphyxie*, on doit recourir aux moyens indiqués à ce mot.

Les secours seront les mêmes dans le cas de *coup de chaleur;* celui-ci, indépendant des rayons solaires, survient dans les pays à température très élevée, en particulier dans la mer Rouge. Au traitement décrit ci-dessus il conviendra d'ajouter l'administration d'un purgatif énergique (une forte cuillerée à soupe de sulfate de soude ou un demi-litre d'eau de mer, en lavement si le malade ne peut pas avaler).

Diarrhée. — Le meilleur traitement contre la diarrhée est l'administration d'un purgatif tel que le sulfate de soude à la dose d'une cuillerée à soupe, dissous dans un verre d'eau tiède; on fait boire dans la journée plusieurs verres d'infusion légère de thé pour favoriser l'effet purgatif.

Si la diarrhée ne cède pas à ce moyen, on donne le soir 20 gouttes de laudanum dans un peu d'eau sucrée; il est bon de faire porter sur le ventre une ceinture de flanelle. Comme nourriture se borner au bouillon, au lait. Comme tisane, l'eau albumineuse (5 blancs d'œufs dans 1 litre d'eau).

Dysenterie. — Maladie des intestins, caractérisée par des selles fréquentes, formée de matières glaireuses, sanguinolentes, une sensation douloureuse de tension et de constriction au fondement avec des envies continuelles et presque inutiles d'aller à la selle. Les douleurs de ventre seront calmées par des frictions avec l'huile laudanisée, et l'application sur le ventre de flanelle imprégnée de cette huile.

Une dose purgative de sulfate de soude (une cuillerée à soupe) est très utile dès le début; si ce moyen échoue, on emploiera immédiatement l'ipécacuanha : 1 gramme de poudre d'ipéca infusée dix minutes dans une tasse d'eau chaude et donnée en trois fois dans la journée; on continue jusqu'à la modification des selles, en ajoutant 20 gouttes de laudanum à l'infusion d'ipéca si celle-ci produisait des vomissements. Comme boisson, on donnera l'eau albumineuse (5 blancs d'œufs battus dans 1 litre d'eau).

Embarras gastrique. — Affection assez fréquente à bord, se caractérise par la perte de l'appétit, un mauvais goût dans la bouche, un enduit jaunâtre ou blanchâtre sur la langue, avec ou sans fièvre.

Le traitement consiste dans l'administration d'un vomitif : 2 grammes de poudre d'ipécacuanha délayée dans un verre d'eau tiède, donné en deux fois à dix minutes d'intervalle; on fait boire en outre plusieurs verres d'eau tiède pour faciliter les vomissements.

Si l'embarras gastrique s'accompagne de violentes douleurs de tête, 1 gramme d'antipyrine en une fois dans les vingt-quatre heures.

Empoisonnement par un poison inconnu. — Quand une personne bien portante est prise tout à coup, après avoir absorbé des aliments ou des boissons, de troubles graves, effrayants, qui deviennent à chaque instant plus intenses et semblent menacer la vie dans un court délai, il y a lieu de croire qu'elle est victime d'un empoisonnement.

Voici, dans ce cas, les principaux moyens à employer :

Évacuer le poison *par la porte la plus voisine;* administrer des boissons en abondance pour ralentir ses effets funestes; donner 2 grammes d'ipécacuanha délayé dans un verre d'eau tiède à prendre en deux fois à dix minutes d'intervalle : les vomissements constitués par les eaux de lavage que l'on fait boire en abondance débarrassent complètement l'estomac.

Faire prendre une cuillerée à soupe de magnésie calcinée délayée dans de l'eau sucrée et un lavement composé avec deux verres d'eau chaude et deux cuillerées à soupe de sel de cuisine.

Gorger le malade d'eau albumineuse préparée avec 5 blancs d'œufs battus et mélangés à 1 litre d'eau froide.

Telles sont les indications dont on doit s'inspirer, si ayant à soigner une personne empoisonnée on n'a aucun renseignement sur la nature du poison.

Entorses, foulures, luxations. — On désigne sous le nom d'*entorse* ou de *foulure* la déchirure qui se produit, dans les ligaments d'une articulation par suite d'un faux mouvement ou d'un tiraillement violent. Si une violence a été assez forte pour déplacer complètement les surfaces articulaires des os, il y a *luxation*.

Les entorses sont presque toujours compliquées d'un certain épanchement de sang par suite de la rupture des petits vaisseaux sanguins placés sous la peau et dans le voisinage de l'articulation. Au moment où une entorse se produit la douleur est parfois atroce et peut déterminer une syncope. Les entorses les plus communes sont celles du pied et du poignet.

Pour l'entorse, le meilleur traitement consiste à plonger l'articulation atteinte dans une baille d'eau froide pendant cinq heures consécutives et aussitôt l'accident produit; cet excellent moyen n'a aucun succès s'il n'est pas immédiat. Lorsque le bain froid est impossible, on entoure l'articulation de linges trempés dans la solution suivante :

Acétate de plomb (extrait de saturne), deux cuillerées à café;

Acide phénique dissous avec parties égales de glycérine, une cuillerée à café;

Eau-de-vie camphrée, trois cuillerées à soupe;

Eau, un litre.

Quand le gonflement persiste, on se trouve bien du massage avec de l'huile, pratiqué souvent, toujours de bas en haut, en appuyant de plus en plus. Entre les séances de massage, on remet en place les linges mouillés dans la solution ci-dessus indiquée.

Dans tous les cas, on doit fixer le membre dans l'immobilité la plus complète, car les mouvements risquent, en agrandissant les déchirures, de produire, au lieu d'une entorse, un déplacement des surfaces articulaires, c'est-à-dire une luxation.

La *luxation* se constate par le changement de forme des jointures et par l'impossibilité où se trouvent le malade ainsi que les assistants de faire faire au membre blessé des mouvements qui s'exécutent d'habitude avec facilité.

Le traitement a pour but de replacer dans sa position naturelle l'extrémité de l'os luxée; cette opération est quelquefois si délicate, si difficile, qu'on ne doit jamais se livrer à des tentatives prolongées qui pourraient devenir dangereuses. Dans le cas de luxation de l'épaule, qui est la plus commune et résulte ordinairement d'une chute ou d'un coup sur cette partie, on tirera modérément sur le poignet ou l'avant-bras, pendant qu'un assistant retient le corps et que la personne soignant le blessé s'efforce de diriger la tête de l'os vers la cavité d'où elle est sortie et où elle doit rentrer d'elle-même en rapprochant brusquement le coude du corps. Ce dernier mouvement s'exécutant avec facilité et le bruit particulier que fait l'os en rentrant dans sa cavité indiquent que la luxation est réduite.

Épilepsie. — La personne atteinte d'un accès d'épilepsie (mal caduc ou haut mal) tombe en poussant un cri. La perte du sentiment et de l'intelligence est complète, la face est pâle. Après un temps assez court, les membres sont agités par de violentes secousses, le visage grimace, la bouche se remplit d'écume, les mains se ferment le pouce en dedans; les mâchoires se contractent et s'entr'ouvrent convulsivement. Quand l'accès est fini, le malade reste triste et hébété ou est pris d'un délire furieux. Dès que l'accès se déclare, il faut éloigner rapidement les curieux, maintenir le malade dans un endroit aéré, desserrer son cou et sa ceinture, le garantir contre les chocs et les chutes, faire rentrer sa langue dans sa bouche et attendre la fin de la crise. S'il y a du délire furieux, on prend les précautions que la prudence conseille.

Folie. — Un violent chagrin, une maladie du cerveau, une préoccupation morale, une frayeur extrême peuvent déterminer la folie chez les personnes prédisposées héréditairement. Les actes étranges, le langage incohérent, les hallucinations caractérisent cette maladie contre laquelle il y a peu de remèdes.

On devra entrer dans les vues de l'aliéné en lui offrant de l'aider à accomplir ce qu'il médite. S'il survient du délire furieux, on assujettira les poignets à une petite distance l'un de l'autre avec des mouchoirs roulés, tandis qu'un autre lien souple passé sur les coudes et noué sur le dos maintiendra les bras près du corps en séparant les mains. Les pieds, s'il devient nécessaire de les entraver, seront également réunis par un mouchoir roulé, disposé en 8 au-dessus des chevilles.

Fractures. — Il y a fracture lorsqu'un des os qui forment la charpente du corps est brisé. Un coup, une chute, un effort musculaire sont les causes habituelles de cet accident. Quand un membre se courbe dans un point où toute flexion est impossible à l'état normal, on peut être assuré qu'une fracture existe. L'impossibilité ou la difficulté qu'éprouve le blessé à mouvoir le membre lésé, la déformation de ce membre sont des probabilités qui font supposer qu'il y a fracture; on doit agir alors comme si la fracture était certaine *sans* rechercher le bruit de crépitation produit par les deux extrémités de l'os rompu frottant l'une contre l'autre.

Si le malade a une blessure au niveau ou dans les environs de la fracture, on traite cette complication comme une plaie ou *blessure* (voyez ce mot) par instrument contondant. Si la blessure laisse écouler du sang, on arrête l'*hémorragie* (voyez ce mot). Cela fait, on rend au membre blessé sa direction ordinaire et l'on assure son immobilité absolue dans cette direction.

Pour immobiliser un membre fracturé, il faut deux tuteurs (fourreau de sabre, planchette de caisse à biscuit, etc.), des liens et un remplissage. Après avoir tiré sur le membre fracturé pour lui rendre, s'il l'a perdue, sa position rectiligne, on place le tuteur le plus long en dehors et le plus court en dedans. Entre les tuteurs et la peau, on glisse le remplissage (paille, foin, étoupe, linge, etc.) et aussitôt après on lie les tuteurs au moyen de cinq ou six bouts de bande en toile forte. Cet appareil tout primitif épargne aux blessés atteints de fracture les douleurs très fortes. Il doit être appliqué immédiatement après l'accident.

Si le blessé se plaint de douleurs très vives et si celles-ci ne sont pas produites par un appareil trop serré (dans ce cas on relâcherait un peu les liens qui fixent les tuteurs), on doit lui donner une cuillerée à café de la solution de chloral d'heure en heure dans un verre d'eau sucrée, jusqu'à ce qu'on obtienne le calme ou le sommeil, mais sans dépasser dans un jour la dose de 6 grammes de chloral ou trois cuillerées à café de solution.

Fracture du crâne. — Lorsqu'un blessé perd du sang par le nez et par les oreilles sans que ces parties aient été blessées en aucune façon, il est probablement atteint d'une fracture du crâne.

On doit le porter au grand air, le coucher la tête un peu élevée et s'empresser de le débarrasser de tout ce qui peut gêner le cours du sang ou la respiration. On asperge le visage d'eau froide; on mouille le front et les tempes avec de l'eau vinaigrée ou de l'eau-de-vie camphrée. Faire respirer des vapeurs de vinaigre, frictionner les membres avec des flanelles imbibées d'eau-de-vie; appliquer des sinapismes sur les membres et sur la poitrine; ne donner aucune boisson tant que le malade n'aura pas repris ses sens.

Fracture de la mâchoire inférieure. — Le blessé salive beaucoup; les dents ne sont plus au même niveau. Il faut immobiliser le menton avec un mouchoir lié par ses bouts au-dessus de la tête, placer un second mouchoir en travers et le nouer sur le front pour fixer le premier. Si le malade a soif on lui donne à boire avec un tuyau de pipe.

Fracture de la colonne vertébrale. — Le blessé perd connaissance; les mouvements de ses membres sont abolis; il laisse échapper l'urine et les matières fécales; il éprouve des douleurs violentes au niveau de la fracture. On doit le maintenir dans une immobilité absolue, couché sans que sa tête soit élevée; lui baigner le visage et principalement les tempes avec de l'eau vinaigrée.

Fracture de la clavicule. — La clavicule est l'os qui va de la base du cou à l'épaule. Quand cet os est brisé, l'épaule correspondante s'abaisse et se rapproche de la poitrine. Cette fracture est le plus souvent la conséquence d'une chute sur le coude. Il faut relever le bras dans sa position normale et le maintenir en place au moyen du bandage décrit ci-après qui est d'une grande simplicité et convient dans toutes les fractures du membre supérieur, aussi bien que dans tous les cas où l'on veut immobiliser le bras et l'avant-bras.

Ce bandage se compose d'une pièce de linge triangulaire en toile ou en flanelle. Au sommet de ce triangle, on coud une bande en flanelle longue de 1 mètre, large de 8 centimètres environ. La base du triangle est appliquée autour du tronc et fixée avec une certaine force en arrière en faisant coudre ses deux extrémités. Le bandage dont la pointe pend en avant et correspond au tiers supérieur de l'avant-bras ployé est relevé sur le coude et sur l'avant-bras. La bretelle en flanelle passe sur l'épaule du côté malade, se réfléchit en arrière sur l'espèce de corde du bandage et, après avoir remonté sur l'épaule saine, s'attache en avant plus ou moins près de la main. On efface les plis par quelques points de couture. Cette écharpe s'applique très facilement; d'ailleurs on peut, avant de l'appliquer sur le malade, s'exercer à la placer sur le bras d'un homme sain.

Fracture des côtes. — Il y a une vive douleur au niveau de la fracture et le seul moyen de la calmer est d'immobiliser le plus possible le thorax avec une serviette serrée autour de la poitrine et soutenue par des bretelles en toile ou en flanelle.

Fracture du bras. — Après avoir enlevé les vêtements et lavé la surface de la peau à l'*eau blanche* (quelques gouttes d'acétate de plomb dans un verre d'eau), on place en dehors sur le bras une planchette garnie de ouate, qui ne doit pas dépasser le coude, et on la fixe au moyen d'une bande de manière à maintenir le bras dans une direction droite. Le coude replié pourra être soutenu, ainsi que l'avant-bras, par une écharpe retenue au cou ou mieux par le bandage décrit ci-dessus pour la fracture de la clavicule.

Fracture de l'avant-bras. — Si l'un des deux os du bras est cassé, ou si la fracture les a brisés tous les deux, on place deux planchettes l'une en dehors de l'avant-bras et l'autre en dedans, cette dernière allant du coude à l'extrémité des doigts. Ces planchettes, garnies de ouate, sont fixées par des mouchoirs. Cela fait, on applique le bandage employé pour les fractures de la clavicule.

Fracture de la cuisse et de la jambe. — Un seul os constitue la cuisse, c'est le fémur; la jambe a deux os, le tibia en avant et le péroné. Dans la fracture de la cuisse le pied est toujours dévié en dehors.

Il faut enlever les vêtements et laver les jambes et la cuisse. Pendant qu'un aide retient le haut de la cuisse à deux mains, on fait tirer sur le pied pris d'une main par le talon, de l'autre par le cou-de-pied. On passe ensuite très délicatement sous le membre plusieurs mouchoirs pliés en cravate qui serviront à fixer les planchettes. Celles-ci garnies de coton, doivent aller dans tous les cas, de la hanche au talon. On peut en placer deux, une en dedans et l'autre en dehors. Si l'on est bien certain que la jambe seule est fracturée, les attelles ou planchettes pourront ne s'élever qu'au-dessus du genou.

Fracture de la rotule. — La rotule est l'os mobile et arrondi placé au devant du genou; quand il est brisé on agit de même que pour une fracture de cuisse.

Fracture du pied. — Il faut empêcher le pied de se dévier en dedans ou en dehors et l'on procède comme pour les blessures par instrument contondant ou plaies contuses (voir *Blessures*).

Furoncles ou clous. — Le meilleur préservatif des furoncles est une rigoureuse propreté corporelle. Dès qu'un furoncle paraît, on peut le faire avorter en lavant deux fois par jour la partie qui en est le siège avec de l'eau tiède et du savon. Ce moyen est préférable à l'emploi de cataplasmes, même lorsque le furoncle a débuté depuis plusieurs jours. Après la lotion savonneuse on peut utilement passer sur la partie malade un tampon de coton bichloruré imbibé de solution boriquée. Dans le cas rare où malgré ce traitement le furoncle suppure, on applique sur la petite plaie un carré de coton bichloruré, renouvelé deux fois par jour.

Gale. — Maladie contractée à terre ou à bord par le contact prolongé avec les vêtements d'un galeux. Elle se reconnaît à la démangeaison et à des boutons très petits, à peine visibles, placés entre les doigts, aux jointures et sur le ventre.

On fait frictionner tout le corps deux fois par jour avec de l'eau savonneuse tiède, assez fortement pour déchirer les boutons, puis on frotte tout le corps avec la pommade soufrée (pommade d'Helmerich). Si le traitement est bien fait, la guérison est complète au bout de deux jours; les divers objets d'habillement ayant servi au malade seront passés au four.

Grippe ou influenza. — Maladie épidémique qui débute par une fièvre violente, se caractérise le plus ordinairement par une bronchite ou un embarras gastrique, et toujours par des douleurs ou crampes dans les membres, du mal de tête et un affaissement considérable des forces. La guérison survient au bout de cinq à six jours, à moins de complications très rares.

Dans la forme bronchique, le traitement sera celui de la *bronchite* (voir ce mot); dans la forme gastrique, on emploiera le traitement de l'*embarras gastrique* (voir ce mot); contre les douleurs, on donnera utilement 1 gramme d'antipyrine. Contre la faiblesse générale qui accompagne la grippe, on donnera le quinquina (une cuillerée à café de poudre de quinquina jaune dans un peu d'eau, au moment du repas, une fois par jour).

Hémorragies. — *Hémorragie dans les plaies.* — Lorsqu'une blessure, quelle que soit sa forme et son étendue, laisse écouler par jets le liquide sanguin, il faut, sans perdre une seconde, arrêter l'hémorragie. La vie du malade est souvent en danger; sa santé est toujours sérieusement compromise.

On applique immédiatement le pouce d'une main sur le point de sortie du sang et de l'autre main on prend un mouchoir, une cravate, une bretelle; on attache vivement et fortement ce lien provisoire aussi serré que possible au niveau du siège de l'hémorragie. Le sang cesse de couler ou coule avec bien moins de force et l'on a un instant de répit dont on profite pour arrêter définitivement l'hémorragie, au moyen de la bande de caoutchouc suffisamment serrée autour du membre blessé, immédiatement au-dessus de la plaie.

A défaut de la bande de caoutchouc, on emploiera une bande solide, une pelote et une plaque. La bande pourra être un lien quelconque, la pelote un morceau de bois gros comme la moitié d'un œuf, la plaque une lame de cuivre ou de fer-blanc: dans ces cas, pelote et plaque seraient enveloppées de linge. On se procure en outre un bâtonnet arrondi ou, à défaut, un manche de couteau assez long, un morceau de règle de 8 à 12 centimètres de

longueur. Ainsi pourvu, on place la pelote à quelques
centimètres à peine au-dessus du point d'écoulement du
sang, entre ce point et le cœur; du côté exactement opposé, on maintient la plaque. Tout autour du membre,
passant au-dessus de la pelote et de la plaque, et les
appliquant fortement contre la peau, on met le lien ou
la bande dont les deux bouts libres viendront se terminer
derrière la plaque. On noue ces deux bouts ensemble,
sans serrer plus qu'il ne faut, pour maintenir en bonne
place la plaque et la pelote. On engage parallèlement à
la plaque et sous le lien le bâtonnet que l'on a préparé;
pendant que d'une main on tord ce bâtonnet dans un
plan parallèle à la plaque, et que l'on serre de plus en
plus, de l'autre main on donne du jeu au lien provisoire
que l'on avait placé dès le début.

Si le sang ne s'écoule pas, on retire tout à fait ce lien
provisoire; s'il s'écoule encore, on fait faire un ou plusieurs tours de plus au bâtonnet. On essaie de nouveau
de retirer le lien provisoire, et l'on ne tarde pas à constater que le sang est arrêté. Dès lors, il ne reste qu'à
fixer le bâtonnet ou garrot au point où l'on a été obligé
de le serrer, et pour cela on engage un des bouts de bâtonnet sous le lien.

Lorsque le sang s'écoule en nappe et en quantité assez
restreinte, on lave à l'eau froide, ou applique sur la
plaie du coton absorbant bichloruré imprégné ou non
de solution phéniquée, et l'on noue fortement ce tampon
avec des bandes ou des mouchoirs.

Hémorragie nasale ou épistaxis. — Le saignement de

nez ou épistaxis est la plus fréquente et la moins grave des hémorragies; cependant, s'il dure depuis un certain temps, il peut occasionner des syncopes. On le combat en conduisant le malade dans un endroit frais, desserrant ses vêtements, bassinant ses tempes avec de l'eau froide vinaigrée. On lui défend de se moucher et l'on place sa tête droite, le bras correspondant à la narine par où le sang s'écoule, relevé. On lui fait aspirer de l'eau vinaigrée; on peut poser aussi une large pièce de métal sur la peau du dos. Enfin on devra appliquer des sinapismes sur l'épaule ou mieux sur la nuque et aux jambes et serrer assez fortement avec un lien le haut de la cuisse et du bras correspondant à la narine saignante.

Si l'hémorragie continue malgré l'emploi de tous ces moyens, on fera boire chaque demi-heure un demi-verre d'eau fraîche contenant cinq gouttes de perchlorure de fer. Enfin on donnera 1 gramme d'antipyrine dissous dans un demi-verre d'eau.

Hémorragie de l'estomac ou hématémèse. — Le malade éprouve une vive anxiété, de la prostration, du malaise; le pouls est petit, la face pâle, le corps couvert d'une sueur froide. Bientôt les matières alimentaires sont rendues, accompagnées de caillots sanguins d'autant plus noirs que l'hémorragie est plus ancienne; un sang vermeil s'écoule quelquefois par gorgées, indiquant que la cause de l'accident persiste toujours.

Il faut faire boire au malade quelques gorgées d'eau fraîche, de l'eau salée vinaigrée. L'action du sel et d'un acide coagulera le sang et favorisera le resserrement des vaisseaux rompus. On appliquera des sinapismes aux bras et aux jambes et l'on fera boire chaque demi-heure un $\frac{1}{2}$ verre d'eau fraîche contenant cinq gouttes de perchlorure de fer. Sur le creux de l'estomac, on placera des compresses mouillées d'eau froide que l'on renouvellera souvent. En cas d'insuccès de tous ces moyens, on donnera 1 gramme d'antipyrine.

Hémorragie des poumons ou hémoptysie. — Si l'hémorragie par la bouche s'accompagne de quintes de toux, le sang vient des poumons : il y a hémoptysie. Le traitement sera le même que dans le cas précédent.

Hernies ou efforts. — *Étranglement des hernies.* — De tous les accidents qui peuvent survenir après un effort musculaire violent, le plus redoutable et l'un des plus fréquents est la *hernie*. On désigne par ce mot la sortie d'une partie des intestins qui vient, sous forme de tumeur, se placer subitement sous la peau dans le pli de l'aine des deux côtés ou d'un côté seulement. Cet accident est toujours accompagné d'une certaine douleur; quelquefois il se produit des coliques et des vomissements. Quand l'ouverture par laquelle les intestins se sont échappés se contracte et s'oppose à leur rentrée, on dit qu'il y a étranglement : la hernie est alors étranglée.

Les personnes atteintes de hernie doivent être munies d'un bon bandage, et ne jamais le quitter pendant les heures de travail. Si une hernie qui d'habitude rentrait sans aucune difficulté refuse de se laisser réduire, il ne faut pas prolonger les tentatives pour la faire rentrer : on doit alors mettre le malade au repos, avec des linges mouillés sur la hernie et on l'enverra le plus tôt possible à l'hôpital porté sur un cadre.

Indigestion. — On donnera au malade une infusion de thé; s'il y a des nausées, provoquer les vomissements en touchant le fond de la gorge avec le bout des doigts ou en donnant deux grammes de poudre d'ipécacuanha délayés dans un verre d'eau tiède qui sera bu en deux fois à dix minutes d'intervalle; faire ensuite coucher le malade et lui faire boire de demi-heure en demi-heure une tasse d'infusion de tilleul.

Insectes (Piqûres d'). — Les piqûres de la bouche, les seules dangereuses, se produisent lorsqu'une abeille (guêpe, frelon ou autre insecte venimeux) est restée cachée dans un fruit que l'on mange, ou bien qu'elle est tombée dans un liquide que l'on boit sans attention. Dans ces cas, le gonflement de la langue et du gosier peut déterminer une suffocation mortelle.

Si le point piqué peut être aperçu, sur la langue ou dans la bouche, il faut le toucher avec un peu d'acide phénique dissous dans parties égales de glycérine; après quoi, l'on fera continuellement des lavages avec de l'eau dans laquelle on aura mis, par litre, deux cuillerées à café d'acide phénique dissous avec parties égales de glycérine (solution à $\frac{4}{1000}$).

On pourrait aussi préparer une bouillie avec du sel de cuisine pilé, très légèrement arrosé d'eau fraîche, et laisser fondre dans la bouche des cuillerées de ce mélange que le malade doit avaler au fur et à mesure. Le gonflement diminue rapidement par ce moyen.

Morue rouge. — La morue dont la chair présente une coloration rosée, rouge ou jaune rougeâtre peut occasionner, après son entrée dans l'estomac, quand elle n'a pas été cuite suffisamment, des coliques, des vomissements, de la diarrhée avec soif excessive. Il est utile alors de donner à boire au malade de très grandes quantités d'eau. On devrait aussi provoquer les vomissements et les selles si ces évacuations ne se produisaient pas spontanément comme cela arrive d'habitude fort heureusement pour les victimes de cet empoisonnement. On ne connaît pas un seul cas de mort à la suite de l'usage de la morue rouge.

Ophthalmies (maux d'yeux). — L'inflammation des yeux, quand elle est peu intense et peu douloureuse et ne dépend pas de la présence d'un *corps étranger* (voir ce mot) dans l'œil, se guérit en lavant les yeux plusieurs fois par jour avec de l'eau tiède boriquée. Quand les douleurs sont très vives, il faut en outre pratiquer l'occlusion de l'œil malade (ou des deux yeux malades) en appliquant sur les paupières doucement fermées et recouvertes d'un linge fin une couche de coton cardé destinée à immobiliser l'œil, maintenue par une bande passant autour du front, sur la nuque et sur les joues.

Panaris. — Inflammation plus ou moins profonde, toujours très douloureuse, d'un ou plusieurs doigts. On peut la faire disparaître dès le début en trempant le doigt malade pendant un quart d'heure dans l'alcool camphré concentré. Si le panaris est trop avancé pour céder à ce moyen, il faut recouvrir le doigt ou même la main entière de compresses pliées en plusieurs doubles trempées dans l'eau boriquée. Dans le cas où le gonflement augmenterait et tendrait à se porter vers la paume de la main, il serait très utile, et sans aucun danger, avec un instrument bien tranchant trempé dans la solution phéniquée forte, de faire sur le milieu du doigt une incision longue de 2 à 3 centimètres et assez profonde pour donner issue au pus. Quand le pus est sorti, traiter comme un abcès (voir *Abcès*).

Plaies. (Voir *Blessures*.)

Poissons dangereux. — Les poissons électriques (torpille, raie, gymnote, etc.) peuvent déterminer des commotions amenant l'engourdissement des membres. Dans ce cas, il faut frictionner tout le corps avec des linges trempés dans l'eau froide et faire des irrigations froides sur les parties plus directement atteintes.

Les *poissons vénéneux* (sardine des tropiques, cailleu, tassart des Antilles, bécune, etc., et, à *l'époque du frai*, la vive, le congre, le maquereau, le thon, le barbeau, etc.) ont une chair à saveur âcre et piquante; ils occasionnent des vomissements, des crampes, parfois du délire, toujours de violents maux de tête; le pouls subit un certain ralentissement, et les membres s'engourdissent comme frappés de paralysie incomplète.

Les *mollusques* et les *crustacés* peuvent aussi produire des accidents analogues. Les *moules*, dans certains cas et chez les personnes plus spécialement prédisposées, dé-

terminent quelquefois le gonflement du visage, des rou-
geurs, des démangeaisons, de vives douleurs de tête accompagnées de délire et de mouvements convulsifs. Elles
devront toujours être très fraîches, et il sera avantageux
de n'en faire usage qu'après les avoir arrosées d'eau froide
plusieurs fois renouvelée. Les *crevettes* parfois, mais rarement les autres crustacés, provoquent une éruption rougeâtre sur la peau et dans quelque cas une véritable
urticaire. Cette éruption, qui rappelle à s'y méprendre celle
que produit le contact des orties, peut d'ailleurs être
observée dans tous les empoisonnements par les poissons,
les mollusques et les crustacés; souvent même elle apparaît chez les personnes qui ont absorbé des poissons
simplement indigestes.

Si le repas est récent, faire vomir avec 2 grammes de
poudre d'ipéca délayée dans un verre d'eau tiède qui sera
bue en deux fois, à 10 minutes d'intervalle. Le malade
boira ensuite chaque quart d'heure une tasse de café
noir très fort. Si l'on ne donne pas de vomitif, on administre le café immédiatement. En même temps on frictionne tout le corps avec des linges secs, et l'on applique
des sinapismes sur les membres. Si l'empoisonnement a
été occasionné par les moules, il sera très utile de faire
boire au malade quelques verres d'eau fraîche vinaigrée
(six à sept cuillerées à soupe de vinaigre pour un litre
d'eau).

Les *poissons venimeux*, tels que la vive ou dragon de
mer, agissent par des aiguillons qui piquent la peau en
produisant des douleurs extrêmement violentes auxquelles
succèdent du gonflement, un malaise général et parfois

des vomissements. Après avoir fait saigner la blessure on recouvre la petite plaie avec un carré de coton bi-chloruré trempé dans la solution phéniquée faible.

Rage. — Le chien, le chat, etc., peuvent transmettre la rage par leurs morsures; les plaies qui résultent de cet accident ne présentent aucune particularité de nature à faire soupçonner qu'elles ont donné passage au virus rabique.

Lorsqu'un chien est présumé atteint de rage et qu'il a mordu un certain nombre de personnes, on doit appliquer à toutes le même traitement préventif, quelle que soit l'étendue des blessures; il faut :

Faire saigner la plaie le plus possible; après avoir pressé fortement la blessure entre les doigts comme pour la vider, la placer sous le jet d'une pompe; si la chose est praticable, attacher immédiatement après l'accident une forte ligature entre la blessure et le cœur: par exemple, si la main est mordue, on lie le bras, si la jambe est mordue, on lie la cuisse.

Dès qu'on le peut, porter hardiment un fer rouge dans la blessure et cautériser profondément toutes les chairs vives : le salut est à ce prix. Lorsque tout est terminé, on rassure le malade et l'on tâche de lui faire perdre toute appréhension.

Rage de dents. — Introduire à plusieurs reprises une petite boule de coton sèche dans la cavité de la dent et lorsque cette cavité est bien nettoyée, y placer une nouvelle boule de coton imbibé de laudanum. On peut aussi mettre une boule semblable dans l'oreille du côté correspondant à la dent malade. Placer sur les joues des compresses tièdes ou une couche de coton cardé.

Dans les cas où rien ne procure le soulagement et lorsque les douleurs sont très violentes, donner une cuillerée à café de la solution de chloral dans un verre d'eau sucrée.

Rétention d'urine. — Bain de siège tiède pendant vingt à trente minutes; lavement tiède avec trois verres d'eau. Compresses imbibées d'eau chaude, ou frictions avec de l'huile laudanisée sur le bas-ventre.

Rhumatisme. — Frictionner la partie douloureuse avec un morceau de molleton de laine sur lequel on aura étendu une demi-cuillerée à soupe d'huile camphrée. On laissera sur la partie malade le molleton de laine qui aura servi, et on le maintiendra avec une bande également en laine. La chaleur soulage beaucoup les douleurs des rhumatismes. Souvent l'attaque de rhumatisme cède complètement à l'administration d'une dose de salicylate de soude (2 grammes) pris dans un verre d'eau; ce moyen devra être employé deux jours de suite si les douleurs ne sont que diminuées après la première dose.

Serpents venimeux. — La morsure de la vipère diffère de celle de la couleuvre, non venimeuse, en ce que la couleuvre applique ses deux mâchoires et laisse une double série de points égaux formant deux lignes courbes qui se regardent par leur concavité, tandis que la morsure de la vipère se caractérise toujours par deux piqûres larges, plus profondes, correspondant à la mâchoire supérieure et qui sont produites par les crochets.

Placer immédiatement, dans le cas de morsure par serpent venimeux, une ligature entre la morsure et le cœur, presser la plaie avec les doigts et aspirer le sang avec une pipe; mettre pendant quelques instants la blessure sous le jet d'une pompe; on doit ensuite agrandir la plaie par une petite incision et la remplir avec de l'acide phénique dissous dans parties égales de glycérine.

Syncope (défaillance, évanouissement, faiblesse). — La syncope est la suspension subite et momentanée de l'action du cœur avec interruption de la respiration, des sensations et des mouvements. Le malade pâlit, les yeux sont sans regard, la peau se couvre d'une sueur froide. Il faut donner de l'air au malade, desserrer ses vêtements, le coucher tout de son long à plat pont, et projeter sur son visage quelques gouttes d'eau froide; lui faire respirer du vinaigre et frapper vivement et fortement dans ses mains. Si cela ne suffit pas, relever les jambes de manière à faire affluer le sang vers la tête, entourer le corps de briques chaudes, placer un sinapisme sur la région du cœur.

Quand la face reprend ses couleurs, on donne une infusion chaude de thé additionnée de tafia.

Tabac. — L'abus du tabac, ou simplement son usage chez les personnes prédisposées à ressentir les effets toxiques du tabac, peut déterminer des vertiges, de l'angoisse, des troubles du cœur. Lorsque ces symptômes sont éprouvés par un fumeur, même modéré, il faut lui conseiller de renoncer absolument à fumer. Le tabac introduit dans les voies digestives (par une chique avalée) occasionne un malaise assez grave que l'on combat en provoquant les vomissements par les doigts introduits au fond de la bouche et en donnant ensuite du café noir.

Varices. — Un coup, une chute, un effort peuvent rompre une varice et faire échapper ainsi un jet de sang qui s'arrêterait difficilement si on l'abandonnait à lui-même. Appliquer directement le doigt sur la plaie pendant qu'on prépare des compresses pliées en plusieurs doubles; imbiber ces compresses d'eau fraîche et les fixer fortement sur le point d'écoulement du sang par plusieurs tours de bande ou au moyen d'un mouchoir.

Vénériennes (Maladies). — Celles qui se présentent le plus fréquemment à bord sont : la *blennorrhagie* (uréthrite ou chaude-pisse), simple ou compliquée d'*orchite*, et les *chancres*.

La blennorrhagie se traite par les bains de siège tièdes, plusieurs fois par jour, la tisane de tilleul, des bains locaux d'eau boriquée, et surtout par le baume de copahu (1 cuillerée à café deux ou trois fois par jour, au moment des repas). On suspendrait l'emploi du copahu s'il survenait sur le corps une éruption semblable à celle que produiraient des orties en contact avec la peau. Il est prudent de faire porter un suspensoir pour prévenir l'apparition d'une orchite ou inflammation des testicules. Si celle-ci se déclare, on la soigne par le repos, dans la position horizontale, les bourses relevées au-dessus d'une planchette mince recouverte de linge et placée en travers sur les cuisses; application de compresses imbibées d'eau blanche (eau additionnée de quelques gouttes d'extrait de saturne ou acétate de plomb, jusqu'à ce qu'elle ait pris une couleur laiteuse). Même traitement pour l'orchite lorsque, comme il arrive quelquefois, elle ne dépend pas d'une cause vénérienne.

Dans les cas de chancres à la verge, on lavera cette partie deux à trois fois par jour avec de l'eau boriquée ou de l'eau blanche; les chancres seront ensuite pansés avec de la poudre d'iodoforme ou du coton hydrophile bichloruré.

S'il survient des bubons ou poulains, le malade devra garder le repos et appliquer des compresses humides comme pour les abcès (voir *Abcès*).

Vers intestinaux. — Les *ascarides lombricoïdes*, gros comme des vers de terre, peuvent être expulsés avec les selles ou remonter dans l'estomac : dans ce dernier cas, ils donnent lieu à des sensations de picotement au creux de l'estomac, à de la toux, à des nausées et à des vomissements au milieu desquels le ver apparaît quelquefois au grand effroi et au grand soulagement du malade. Aussitôt qu'un ascaride se montre à la bouche, le saisir et l'expulser (si ce ver pénétrait dans les voies respiratoires, il pourrait produire une suffocation mortelle). Donner ensuite une cuillerée à soupe de sulfate de soude dans un verre d'eau.

Les *oxyures vermiculaires*, plus rares chez les adultes que chez les enfants, ressemblent à de petits bouts de fil blanc et sont très agiles ; leur présence dans l'intestin donne lieu à des démangeaisons intolérables pouvant provoquer des convulsions. Comme traitement, donner deux ou trois lavements d'huile d'olive : les démangeaisons et les autres symptômes occasionnés par les oxyures cesseront immédiatement.

Vertiges, étourdissement. — Le séjour dans un endroit trop chauffé, certaines maladies de l'estomac, la disposition à l'apoplexie sont autant de causes de vertiges. Le malade chancelle comme s'il était en état d'ivresse, il lui semble que les objets environnants tournent ou s'agitent.

On doit le faire asseoir dans un endroit frais ; desserrer les vêtements, faire boire quelques gorgées d'eau fraîche, appliquer un sinapisme sur la nuque ; couvrir la tête et le front de compresses d'eau froide ; il est important de se hâter, car souvent le vertige ou étourdissement précède de très peu la congestion cérébrale.

Viandes altérées. — Toute viande pâle ou pourpre, saignante et livide, molle et humide, doit être rejetée de la consommation. Il en est de même de la viande des bœufs surmenés ou morts d'indigestion ou de toute autre maladie. La viande dite *tournée* par les chaleurs ou par les temps orageux peut occasionner des empoisonnements ; il en est de même de la viande des animaux abattus à la suite d'une fracture, d'une luxation, ou de toute autre blessure.

Dans le cas d'empoisonnement par les viandes altérées, il faut donner 2 grammes de poudre d'ipécacuanha délayée dans un verre d'eau tiède et, aussitôt
après les vomissements, administrer par verres, de quart
d'heure en quart d'heure, un litre d'eau dans lequel on
aura fait dissoudre deux cuillerées à soupe de sulfate de
soude. Donner ensuite de l'eau vinaigrée (vinaigre : six à
sept cuillerées à soupe pour 1 litre d'eau).

On procèderait de même dans les cas d'empoisonnement par les conserves altérées.

III

Liste des médicaments et objets de pansement délivrés aux navires dépourvus de médecin.

FEUILLE D'ARMEMENT (ARTICLE DU MÉDECIN) POUR LES BÂTIMENTS DE LA FLOTTE, DÉPOURVUS DE MÉDECIN.

DÉSIGNATION des OBJETS.	ESPÈCE des UNITÉS.	BÂTIMENTS	
		SUR LES CÔTES DE FRANCE.	FAISANT CAMPAGNE.
§ 1ᵉʳ. *Vases, ustensiles, objets divers.*			
Aiguilles à coudre...............	Nombre.	10	10
Assiettes en grès pour pansement..	*Idem.*	2	2
Bande en caoutchouc vulcanisé de 5 mètres sur 0ᵐ05..........	*Idem.*	1	1
Bouchons en liège pour bouteilles de 1 litre et au-dessus...........	*Idem.*	10	10
Bouchons en liège pour courtines..	*Idem.*	10	10
Bouilloire en cuivre étamé ordinaire de 2 litres................	*Idem.*	1	1
Bouilloire en cuivre avec support et lampe à alcool...............	*Idem.*	1	1
Cadre ou hamac pour transport des malades....................	*Idem.*	2	2
Cafetière dite du Levant de 50 centilitres.....................	*Idem.*	1	1

DÉSIGNATION des OBJETS.	ESPÈCE des UNITÉS.	BÂTIMENTS	
		SUR LES CÔTES DE FRANCE.	FAISANT CAMPAGNE.
Coffre à médicaments............	Nombre.	1	1
Compte-gouttes...............	*Idem.*	1	1
Courtines rondes en verre vert, de 15 centilitres...............	*Idem.*	5	5
Entonnoir en verre blanc, de 15 centilitres....................	*Idem.*	1	1
Épingles en laiton étamé assorties..	Kilogr.	0^{k}050	0^{k}050
Fil à coudre bis, 1re qualité......	*Idem.*	0^{k}050	0^{k}050
Irrigateur d'Éguisier garni et un tube de rechange.................	Nombre.	1	1
Pansement (objets de):			
Bandes de gaze à pansement, de 5 mètres sur 0^{m}07.............	Nombre.	20	50
Bandes roulées en toile........	Kilogr.	2	5
Compresses en gaze, à pansement, bichlorurées, petites, en paquets de 10....................	Nombre.	10	20
Coton absorbant, dit *hydrophile*, purifié et bichloruré, en paquets de 50 grammes..................	*Idem.*	1	5
Coton absorbant, dit *hydrophile*, purifié et bichloruré, en paquets de 25 grammes..................	*Idem.*	2	5
Coton cardé supérieur (ouate)...	Kilogr.	1	2
Diachylon iodoformé..........	*Idem.*	0^{k}200	0^{k}200
Étoupe purifiée, bichlorurée, en plumasseaux, en paquets de 100 gr..	Nombre.	2	5
Molleton de laine blanche........	Mètres.	2	2

DÉSIGNATION des OBJETS.	ESPÈCE des UNITÉS.	BÂTIMENTS	
		SUR LES CÔTES DE FRANCE.	FAISANT CAMPAGNE.
Pansement (objets de) [*suite*] :			
Gaze non apprêtée, purifiée, en paquets de 5 et de 11 mètres....	Mètres.	20	50
Gutta-percha laminée, de 0^m 90 de largeur.................	*Idem.*	2	4
Linge à pansement (grand linge).	Kilogr.	5	20
Molleton de coton blanc pour pansement....................	Mètres.	2	5
Pots à tisane en faïence.........	Nombre.	1	1
Pots en grès pour bains locaux....	*Idem.*	2	2
Savon blanc..................	Kilogr.	1	1
Suspensoirs en filet............	Nombre.	2	2
Instruments :			
Ciseaux (paire de)...........	*Idem.*	1	1
Lancette (dans un étui)........	*Idem.*	1	1
Pinces à pansement...........	*Idem.*	1	1
§ 2. *Médicaments.*			
Acétate de plomb basique (extrait de saturne).................	Kilogr.	0^k 100	0^k 100
Acide borique purifié...........	*Idem.*	0^k 200	0^k 500
Acide phénique en solution avec parties égales de glycérine......	*Idem.*	0^k 200	0^k 500
Alcool éthylique à 80°..........	*Idem.*	0^k 200	0^k 200
Alcool camphré................	*Idem.*	0^k 250	0^k 250
Ammoniaque liquide...........	*Idem.*	0^k 100	0^k 100

DÉSIGNATION des OBJETS.	ESPÈCE des UNITÉS.	BÂTIMENTS	
		SUR LES CÔTES DE FRANCE.	FAISANT CAMPAGNE.
Analgésine (antipyrine), en paquets de 1 gramme..................	Kilogr.	$0^k\,050$	$0^k\,050$
Baudruche adhésive.............	Mètres.	$0^m\,20$	$0^m\,20$
Chlorate de potasse.............	Kilogr.	$0^k\,100$	$0^k\,200$
Désinfectants [1] :			
Chlorure de chaux............	"	"	"
Chlorure de zinc.............	"	"	"
Sulfate de cuivre.............	"	"	"
Sulfate ferreux ordinaire.......	"	"	"
Éther sulfurique...............	Kilogr.	$0^k\,050$	$0^k\,100$
Extrait de réglisse.............	Idem.	$1^k\,000$	$1^k\,000$
Feuilles de thé................	Idem.	$0^k\,100$	$0^k\,100$
Fleurs de tilleul...............	Idem.	$0^k\,100$	$0^k\,100$
Gomme arabique...............	Idem.	$0^k\,100$	$0^k\,100$
Huile volatile concrète de camphre.	Idem.	$0^k\,050$	$0^k\,050$
Hydrate de chloral, en solution avec parties égales d'eau...........	Idem.	$0^k\,100$	$0^k\,100$
Iodoforme....................	Idem.	$0^k\,050$	$0^k\,050$
Moutarde en feuilles, en boîtes de 10............................	Feuilles.	30	50
Oléo-résine de copahu (baume)...	Kilogr.	$0^k\,250$	$0^k\,250$
Oxyde de magnésium (magnésie calcinée).......................	Idem.	$0^k\,100$	$0^k\,100$

[1] Le Conseil de santé du port fixe, pour chaque navire, les quantités de ces désinfectants.

DÉSIGNATION des OBJETS.	ESPÈCE des UNITÉS.	BÂTIMENTS	
		SUR LES CÔTES DE FRANCE.	FAISANT CAMPAGNE.
Perchlorure de fer dissous.......	Kilogr.	0^k100	0^k100
Pommade antipsorique d'Helmerich.	*Idem.*	0^k500	0^k500
Poudre dentifrice...............	*Idem.*	1^k000	1^k000
Poudre d'ipéca, en paquets de 1 gramme.................	*Idem.*	0^k020	0^k050
Poudre de quinquina jaune.......	*Idem.*	0^k200	0^k200
Poudre de rhubarbe, en paquets de 1 gramme.................	*Idem.*	0^k050	0^k100
Quinine (sulfate de), en paquets de 50 centigrammes...........	*Idem.*	0^k025	0^k050
Salicylate de soude, en paquets de 2 grammes.................	*Idem.*	0^k100	0^k100
Sulfate de soude...............	*Idem.*	0^k500	1^k000
Tartrate d'antimoine et de potasse (émétique), en paquets de 5 centigrammes.................	*Idem.*	0^k001	0^k001
Vin d'opium de Sydenham (laudanum).................	*Idem.*	0^k050	0^k100

VI

REMARQUES

POUR L'EMPLOI DES MÉDICAMENTS ET OBJETS DIVERS
DESTINÉS AUX MALADES
INSCRITS DANS LA FEUILLE D'ARMEMENT.

1°. — OBJETS DIVERS.

Aiguilles à coudre, fil, épingles. — Sont destinés à fixer les pièces de pansement quand elles ont été appliquées sur la partie malade, à lier plusieurs bandes à la suite l'une de l'autre.

Assiettes en grès pour pansements. — Servent à préparer et contenir les liquides antiseptiques (phéniqué ou boriqué, etc.), destinés aux pansements.

Bande en caoutchouc vulcanisé. — Sert à faire la compression sur une entorse, un gonflement du genou ou du poignet. Est très utile pour arrêter une hémorragie, en appliquant la bande très serrée sur la plaie qui donne écoulement au sang; on fixe l'extrémité libre de la bande sous le dernier tour, en l'engageant simplement sous cette partie de la bande qui entoure déjà le membre du malade. La compression doit être assez énergique pour arrêter le sang, mais il ne faut pas la maintenir trop longtemps aussi forte. Au bout de quelques heures on doit la diminuer ou même supprimer la bande si l'hémorragie est arrêtée.

Bouilloire en cuivre étamé. — Elle sert à faire chauffer, sur le fourneau de l'équipage, l'eau pour les tisanes ou pour les pansements.

Bouilloire en cuivre avec support et lampe à alcool. — Beaucoup plus petite que la précédente, elle sera employée quand les feux de la cuisine sont éteints, pour se procurer tout de suite de l'eau chaude destinée aux pansements ou aux boissons tièdes.

Coffre à médicaments. — Un seul type a été prévu pour les bâtiments sans médecin, sur les côtes de France ou faisant campagne lointaine. Cependant, dans ce dernier cas, on a augmenté les quantités de certains médicaments et des objets de pansement. Le coffre, restant le même, doit avoir des dimensions suffisantes pour contenir l'approvisionnement des navires faisant campagne ; sur les navires ne s'éloignant pas des côtes de France, les vides causés par la diminution des quantités prévues pour les autres bâtiments seront facilement comblés par un remplissage quelconque, tel que de l'étoupe, etc.

Compte-gouttes. — Cet objet est très utile pour prendre rapidement un nombre donné de gouttes dans un flacon de médicament. Il pourrait être remplacé par un cure-dent, un porte-plume, un bout de papier roulé, ou tout simplement en se servant du flacon presque entièrement bouché, de manière à ce que le liquide tombe goutte à goutte, mais ce dernier procédé peut avoir l'inconvénient de laisser échapper un trop grand nombre de gouttes à la fois, et dans ce cas il faudrait tout recommencer.

Diachylon iodoformé. — C'est une substance antiseptique destinée à remplacer l'ancien diachylon, qui avait l'inconvénient de laisser aux environs des plaies des enduits malpropres. On en découpe des bandelettes de la largeur du doigt, et on les applique sur les plaies ou les ulcères en les imbriquant de manière que chaque bandelette soit recouverte par une autre sur la moitié ou le tiers de sa largeur. Pour faciliter l'adhésion de ces bandelettes, on humecte avec de l'eau phéniquée le côté iodoformé qui doit s'appliquer sur la peau.

Quelquefois on place encore sur les furoncles ou clous de petits carrés de ce diachylon, qui ont l'avantage de mettre le furoncle à l'abri du contact de l'air.

Courtines rondes en verre vert, de 15 centilitres. — Ce sont les vulgaires fioles à médecine. Il n'y en a que cinq à bord, mais ce nombre est suffisant, la plupart des médicaments devant être donnés aux hommes dans leur quart; les fioles sont réservées pour les médicaments à prendre en plusieurs fois dans la journée ou la nuit, pour les substances destinées aux pansements qu'un malade pourrait faire lui-même (solution d'acide borique, etc.).

Entonnoir en verre blanc de 15 centilitres. — S'emploie pour manipuler plus aisément les solutions; il est exactement de la même contenance que les courtines ou fioles dont il vient d'être question.

Irrigateur d'Éguisier garni, et un tube de rechange. — Cet appareil sert aux lavements et aux irrigations. La manœuvre en est bien connue; il est à peine besoin de rappeler qu'on ne doit commencer à monter la crémaillère de l'instrument qu'après avoir fermé le robinet et rempli le réservoir. Dès qu'on a fini d'employer l'irrigateur, il faut le nettoyer et le sécher intérieurement. La canule doit toujours être tenue très propre, et trempée quelques minutes dans une solution phéniquée forte, avant d'être utilisée.

Par «Irrigateur garni», on entend l'instrument complet avec son tube et sa canule. Le tube de rechange est souvent utile à cause des avaries qui se produisent assez facilement dans cette partie de l'appareil, surtout du côté des ajutages.

Pansement (Objets de). — Les *bandes de gaze* servent à maintenir sur une blessure ou sur une partie extérieure quelconque du corps les compresses à pansement. Elles doivent faire deux ou trois fois le tour de la partie malade, sur laquelle elles sont appliquées de manière à serrer modérément la peau ou les chairs, sans qu'il en résulte une douleur vive. Si le malade se plaignait d'une souffrance occasionnée par une bande trop serrée, il faudrait donner du jeu aux tours de bande jusqu'à ce que toute douleur due à leur constriction ait disparu. Les bandes s'appliquent sur les membres en commençant par la partie la plus rapprochée du pied ou de la main.

Les *bandes roulées en toile* s'emploient de la même manière que les précédentes, mais doivent être réservées aux cas où l'on a besoin de faire une compression énergique, susceptible de déchirer la gaze.

Les *compresses en gaze à pansement bichlorurées* s'appliquent directement sur les plaies après que la surface de celles-ci a été soigneusement nettoyée; on peut les employer sèches, ou à l'état humide après les avoir trempées dans la solution d'eau boriquée.

Le *coton absorbant dit hydrophile purifié et bichloruré* s'applique, au lieu des compresses en gaze, sur les plaies de petite dimension et qui ont donné lieu à une hémorragie assez considérable. Ce coton purifié absorbe, mieux que la gaze, les liquides qui pourraient se répandre hors de la plaie. On doit toujours le séparer de la surface des plaies par une ou deux feuilles de gaze purifiée afin d'empêcher l'adhérence des filaments de coton sur la plaie. Il est aussi très utile pour activer la cicatrisation des plaies qui succèdent aux furoncles, et dans le fond desquelles on introduit un petit tampon de coton de manière à remplir la cavité de la plaie.

Employé sec, il a l'inconvénient de se durcir au contact de la plaie par la coagulation des liquides sécrétés. Il est donc préférable de l'employer humide, imbibé d'une solution antiseptique (eau boriquée ou eau phéniquée) qui ne diminue pas sensiblement ses propriétés absorbantes.

Le *coton cardé supérieur* peut servir à de nombreux usages : par exemple, il s'applique sur les brûlures de la peau quand celles-ci sont très étendues; dans les bandages dont la pression est mal supportée, il atténue nota-

blement la gêne ou la douleur quand il est placé sur la
peau, au-dessous de la bande qui produit la sensation
de constriction pénible; dans l'inflammation de l'œil,
lorsqu'il n'y a pas de corps étrangers (poussière, escarbille, etc.) entre les paupières, le coton est indispen-
sable pour pratiquer l'occlusion de l'œil, c'est-à-dire pour
maintenir l'œil fermé sous une bande de toile qui passe
sur l'amas de coton dont on a tapissé les paupières doucement fermées. On emploie aussi des boulettes de coton
imbibées d'une goutte de laudanum introduites dans l'o-
reille, ou à l'intérieur d'une dent creuse, contre les douleurs d'oreille et les rages de dent; on utilise encore le
coton cardé ou *ouate ordinaire* sous forme de tampons, en
guise d'éponge, pour nettoyer le pourtour des plaies;
le tampon ainsi formé, plus ou moins volumineux, doit
être préalablement plongé dans la solution phéniquée
forte (à 5 p. 100).

L'étoupe purifiée, bichlorurée en plumasseaux sert au pansement des plaies et s'emploie de la même manière que
le coton absorbant qui est d'un prix plus élevé. C'est une
des meilleures matières à pansement, elle est souvent
préférable au coton hydrophile. Comme toutes les substances hydrophiles, elle doit être conservée à l'abri de
l'humidité dans une enveloppe de papier parcheminé.
On appelle *plumasseaux* les paquets d'étoupe formés à
l'aide de brins disposés parallèlement; on emploie plusieurs de ces paquets, ou un seul, ou même une partie
de plumasseau, suivant l'étendue de la plaie qu'il s'agit
de recouvrir.

La *gaze non apprêtée purifiée* sert à recouvrir les plaies :

on en découpe un morceau de grandeur suffisante pour former sept ou huit doubles sur la plaie, en dépassant, bien entendu, les bords de celle-ci. Cette gaze doit être employée humide, c'est-à-dire après avoir été imbibée de solution boriquée ou phéniquée.

La *gutta-percha laminée*, en feuilles très minces, s'applique sur la matière à pansement pour empêcher l'évaporation des liquides antiseptiques dont ce pansement a été imbibé. C'est au-dessus de la feuille de gutta-percha que l'on place la bande destinée à maintenir le pansement en place.

Le *linge à pansement (grand linge)* sert pour les bandages dans les fractures; il ne doit jamais s'appliquer directement sur les plaies.

Le *molleton de coton blanc pour cataplasme* s'emploie pour remplacer les anciens cataplasmes de farine de lin ou de mie de pain : il suffit de plonger une pièce de molleton dans l'eau froide ou tiède et de l'appliquer sur la partie qui est le siège du mal; on le recouvre d'un linge en plusieurs doubles, ou mieux d'une feuille de gutta-percha pour retarder autant que possible l'évaporation.

Le *molleton de laine* est une flanelle très épaisse avec laquelle on fait des frictions pour les contusions, les douleurs rhumatismales, etc. On se sert d'un morceau de ce molleton, de la grandeur de deux mains, imbibé d'eau-de-vie.

Pots à tisane en faïence. — Servent à contenir le thé ou le tilleul qui a été préparé en infusion.

Pots en grès pour bains locaux. — Dans certaines maladies vénériennes (chancres, chaude-pisse), il peut être utile de faire baigner la verge du malade dans de l'eau blanche ou de l'eau boriquée. Ces pots servent à cet usage.

Savon blanc. — Très utile, avec de l'eau tiède, pour le nettoyage des parties malades; au moyen des lotions savonneuses on réussit très souvent à faire avorter des furoncles; on frictionne ceux-ci matin et soir avec de l'eau chaude et du savon, et le furoncle disparaît au bout de peu de jours.

Instruments. — La *lancette* sert le plus souvent à pratiquer la saignée, mais cette opération exige quelques connaissances spéciales et ne doit être effectuée que par un médecin.

Cet instrument n'a été mis dans le coffre à médicaments des navires dépourvus de médecin que pour l'ouverture des « abcès superficiels » ou des « furoncles » arrivés à la période de maturation, c'est-à-dire à la période où leur contour est nettement ramolli et donne au doigt la sensation d'une collection de liquide. Pour cette ouverture, la lame de la lancette étant disposée de manière à former un angle obtus d'environ 125° avec le manche, on la saisit entre le pouce et l'index, à une distance de la pointe en rapport avec la profondeur que l'on veut donner à la piqûre (profondeur qui ne doit pas dépasser 1 centimètre); les autres doigts prennent un point d'appui sur la peau autour de la partie malade : on enfonce alors la lancette perpendiculairement dans les tissus et elle est retirée de même. On pourrait agrandir l'incision en retirant l'instrument par un léger mouvement de bascule qui porte sa pointe en avant et le manche en arrière.

Les *pinces* servent à extraire les corps étrangers enfoncés dans les tissus, à introduire dans les cavités des plaies anciennes (par exemple dans les furoncles ouverts) les matières de pansement; à enlever les pièces de pansement salies par le pus ou le sang, enfin à porter au pourtour des plaies, afin de les nettoyer, des boulettes de coton imprégnées de solutions phéniquée ou boriquée.

Les *ciseaux* sont trop connus pour qu'il soit nécessaire de donner l'énumération de leurs usages.

Tous ces instruments doivent être tenus dans le plus grand état de propreté, et nettoyés soigneusement aussitôt après qu'ils auront servi. En outre, avant de les employer, il est bon de les tremper dans une solution phéniquée forte (à 5 p. 100).

2°. — MÉDICAMENTS.

Acétate de plomb basique (extrait de saturne). — Ce produit, appelé aussi *sous-acétate de plomb liquide*, ne doit jamais s'appliquer pur; il sert à faire l'eau blanche destinée à certains pansements et qu'on ne donne jamais à boire. L'eau blanche se fait très simplement avec une cuillerée à soupe d'extrait de saturne dans un litre d'eau, ou une cuillerée à café d'extrait de saturne dans un quart de litre d'eau.

On imbibe avec cette eau blanche des compresses ou morceaux de linge que l'on applique sur les parties du corps contusionnées. Il est utile, le plus souvent, au lieu de recourir à l'eau blanche simple, d'additionner cette eau avec des substances antiseptiques, comme cela a été indiqué à l'article *Blessures*.

On fait alors dans une bouteille le mélange suivant :

Acide phénique avec parties égales de glycérine, une cuillerée à café ;

Acétate de plomb (extrait de saturne), une cuillerée à soupe ;

Eau, un litre.

Au moment de se servir de ce mélange, on l'agite et on le verse dans une assiette en grès ou dans un quart.

Il faut avoir soin de ne jamais employer, pour y mettre l'eau blanche, des verres ou quarts servant à boire, à cause des accidents possibles d'empoisonnement par le plomb pour les hommes qui boiraient ensuite dans ces verres.

Acide borique purifié. — Cet acide se présente sous la forme d'écailles ou petites paillettes blanches, sans odeur, presque sans saveur. On l'emploie très fréquemment, dans l'usage externe, sur la peau ou sur les plaies, en solution avec de l'eau. Il se dissout dans trente parties d'eau froide et dans trois parties et demie d'eau bouillante. Une cuillerée à café, remplie à ras, en contient 4 grammes, mais elle peut en *supporter* environ 12 grammes.

A bord il est très commode d'avoir toujours, tout préparé, un litre d'eau boriquée faite avec trois cuillerées à café d'acide borique (tout ce qu'une cuillerée à café peut en supporter) dans un litre d'eau. On ferait encore très facilement de l'eau boriquée au moment du besoin, en versant une cuillerée à café remplie à ras (4 grammes) d'acide borique dans un quart rempli d'eau chaude.

L'acide borique doit toujours être dissous dans l'eau bouillante.

Acide phénique dissous avec parties égales de glycérine. — L'acide phénique pur est en cristaux en forme d'aiguilles incolores, à odeur vive, créosotée, à saveur brûlante. A cet état, il est difficile à manier; aussi n'existe-t-il dans le coffre à médicaments que dissous dans la glycérine. Utilisé pour les pansements.

Alcool éthylique à 80°. — Il est employé à bord pour alimenter la lampe à alcool. Il est utile aussi pour dissoudre le camphre et obtenir de l'alcool camphré concentré, que l'on prépare en mêlant une partie de camphre avec neuf parties d'alcool.

Alcoolé camphré ou alcool camphré concentré. — Employé pur pour les bains de doigt dans les cas de panaris ou de tour d'ongle; pour cela on verse dans un quart la quantité d'alcoolé nécessaire pour immerger le doigt malade qui reste dans ce bain pendant dix à quinze minutes; on prend ce bain deux fois par jour; en général, dès le second jour, la guérison est obtenue.

L'*eau-de-vie camphrée*, qui sert pour les frictions, dans le cas de douleurs rhumatismales, dans le but de réchauffer le corps (asphyxie des noyés), peut très facilement se préparer en faisant dissoudre une partie de camphre dans quarante parties de tafia de cambuse.

L'*huile camphrée*, qui s'emploie également en frictions contre les douleurs rhumatismales, s'obtient en faisant dissoudre une partie de camphre dans neuf parties d'huile d'olive. On a l'*huile camphrée laudanisée* en ajoutant une cuillerée à café de laudanum à quatre cuillerées à soupe d'huile camphrée.

Ammoniaque liquide ou alcali volatil. — Se donne, à l'intérieur, à la dose de cinq à dix et jusqu'à vingt gouttes dans un demi-verre d'eau sucrée, ou dans une tasse de thé ou de tilleul, comme *stimulant*, dans le but de provoquer la sudation, de ramener la chaleur, de relever les forces momentanément affaissées, ou de calmer les désordres nerveux dus à l'ivresse. On peut aussi en faire usage dans la première période d'une maladie de refroidissement, dans la période de froid des accès de fièvre, dans les délires bruyants des ivrognes.

On connaît l'action des vapeurs d'alcali sur les yeux : elles déterminent un vif picotement, la rougeur des yeux et le larmoiement. Elles provoquent dans les narines une sensation analogue, avec écoulement de liquide fourni par la muqueuse nasale, comme au plus fort d'un rhume de cerveau. Elles occasionnent de même une forte excitation dans les voies respiratoires. Cette action peut expliquer les bons résultats que l'on obtient en faisant respirer la vapeur d'alcali volatil aux individus menacés de syncope, de vertige ou d'attaques épileptiques. Ces inhalations ont le pouvoir de ranimer les uns et parfois de soustraire les autres à l'accès convulsif.

L'action caustique de l'alcali volatil est utilisée particulièrement contre les morsures de vipère et les piqûres d'abeilles, guêpes, tarentules, scorpions et autres animaux venimeux. L'alcali a l'avantage de pénétrer dans le fond des plaies les plus étroites et les plus anfractueuses. C'est seulement quand on a affaire à la morsure d'un chien enragé qu'on fait usage de cautérisations plus puissantes avec le fer rouge.

Analgésine ou Antipyrine. — Ce médicament se présente sous la forme d'une poudre cristalline blanche, inodore, à saveur faiblement amère, très soluble dans l'eau. Il est très employé contre les névralgies, pour abaisser la température dans les maladies fébriles telles que la bronchite, la fluxion de poitrine, et contre les hémorragies. La dose habituelle est 1 gramme à prendre dans un demi-verre d'eau, une fois dans la journée, avant les repas ou 2 heures après avoir mangé.

Baudruche adhésive. — C'est un objet de pansement plutôt qu'un médicament. S'emploie pour réunir les bords des petites plaies quand celles-ci ont été bien nettoyées avec la solution phéniquée faible ; s'utilise aussi, au lieu de diachylon, sur les excoriations qu'elle met à l'abri du contact de l'air. On l'applique comme un timbre-poste, on n'a qu'à humecter avec un peu d'eau boriquée ou phéniquée le côté gommé.

Chlorate de potasse ou sel de Berthollet. — En poudre cristalline blanche à saveur salée, fraîche, soluble dans dix-sept parties d'eau, s'emploie dans les inflammations de la gorge ou de la bouche, principalement de la langue, en gargarisme, à la dose d'une cuillerée à café de poudre pour un verre d'eau; à cette dose ce n'est pas un poison, et il n'y aurait pas d'inconvénient à avaler un peu de ce gargarisme.

Désinfectants. — Les espèces et les quantités de désinfectants sont embarquées sur chaque bâtiment après avoir été fixées par le Conseil de santé du port. Voici le mode d'emploi de ceux qui peuvent se trouver à bord :

Chlorure de chaux ou hypochlorite de chaux. — Il en existe deux variétés : le chlorure de chaux *sec* en poudre blanche ou faiblement nuancée de brun, d'une légère odeur d'acide hypochloreux, d'un goût amer, âcre; et le chlorure de chaux *liquide* (solution du précédent dans quarante-cinq parties d'eau). Il sert principalement comme désinfectant et antiputride : on en projette la solution sur les murailles, les parquets, les objets à l'usage des malades pour détruire les émanations nuisibles; on le mélange à la peinture à la chaux pour badigeonner les surfaces que l'on veut assainir. Pour désinfection des postes de malade on met du chlorure de chaux liquide dans une assiette en grès. Il supprime incontestablement les mauvaises odeurs, et, à ce titre, on peut s'en servir partout ou existent des odeurs désagréables : poulaines, bouteilles, etc. Cependant, les effets préservatifs des aspersions ou des badigeonnages de chlorure de chaux à l'égard des fièvres éruptives, de la fièvre typhoïde, du choléra et de la fièvre jaune, ne sont pas complètement établis.

Chlorure de zinc. — Ce sel coulé en plaques a l'aspect de la cire; il est extrêmement soluble dans l'eau. Pour la désinfection, on emploie la *solution* de chlorure de zinc commercial, marquant 45° à 50° Baumé; mais il est encore plus simple de se servir d'une solution faite avec deux parties de chlorure de zinc mélangées à mille parties d'eau de mer.

Sulfate de cuivre. — Synonymie : couperose bleue, vitriol bleu. C'est le désinfectant adopté en décembre 1890 par le Conseil d'hygiène publique et de salubrité du département de la Seine pour la désinfection dans les maladies infectieuses et contagieuses. On en prépare deux sortes de solutions, une faible (avec 12 grammes ou environ gros comme une noisette de sulfate de cuivre par litre d'eau), et une forte (avec 50 grammes ou environ gros comme un œuf de poule par litre d'eau). Les solutions faibles serviront au lavage des mains et des linges non souillés par les malades; les solutions fortes seront employées pour désinfecter les déjections et les linges souillés, ceux-ci seront trempés et resteront 2 heures dans la solution forte.

Sulfate ferreux ordinaire. — Synonymie : sulfate de fer cristallisé, couperose verte, vitriol vert, cristaux verts, soluble dans deux parties d'eau. Usité depuis longtemps pour la désinfection des cales, le sulfate de fer supprime l'odeur des substances en putréfaction, soit en fixant l'hydrogène sulfuré des sulfures et donnant lieu à la production d'un sulfure de fer, soit en détruisant les organismes inférieurs, animaux ou végétaux, qui produisent la putréfaction. Mais cette propriété antiputride est extrêmement faible.

Éther sulfurique. — Liquide d'une extrême fluidité, excessivement volatil, d'une odeur particulière, très pénétrante et très forte, d'une saveur chaude et piquante, soluble dans neuf parties d'eau. Il est éminemment inflammable et sa vapeur répandue dans l'air atmosphérique constitue un mélange détonant. Il est donc essentiel d'avoir ce médicament dans des flacons bien bouchés.

A l'extérieur, l'éther s'emploie comme *réfrigérant* dans la migraine, le coup de soleil, la brûlure au premier degré; contre les rages de dents, on introduit dans la cavité de la dent une boulette de coton imprégnée d'éther; contre les douleurs d'oreilles, on place de même une boulette de coton imbibée d'éther, au fond du conduit auditif.

A l'intérieur, on donne cinq à vingt gouttes d'éther imprégnant un morceau de sucre, ou mêlées soit avec un peu d'eau sucrée, soit avec une infusion de thé ou de tilleul, contre la défaillance, la syncope, la congestion cérébrale, les crampes et douleurs d'estomac, les coliques venteuses, le mal de mer, les douleurs de foie, et, en général, toutes les douleurs nerveuses. L'éther convient encore dans la période de froid des accès de fièvre, dans la période de froid du choléra, dans le délire avec excitation intellectuelle et actes désordonnés : en amenant alors le calme de l'esprit, le repos du corps, le sommeil, il écarte momentanément tout danger pour le malade et ceux qui l'entourent. Les Anglais dépassent de beaucoup la dose ci-dessus indiquée, et chez eux la dose ordinaire est d'une cuillerée à café pouvant se répéter plusieurs fois par jour.

Extrait de réglisse. — Cet extrait ou suc de réglisse s'emploie comme émollient dans les rhumes ou bronchites légères; on peut le donner en quantité pour ainsi dire illimitée.

Feuilles de thé. — Le thé est un stimulant; il favorise en même temps la transpiration, et active la sécrétion de l'urine. Il est utile dans les courbatures, dans les fièvres avec accablement, dans un grand nombre d'empoisonnements. Il facilite la digestion et calme assez souvent les douleurs de tête et la migraine. Son principe actif étant la caféïne, que contient également le café, celui-ci peut souvent remplacer le thé, et produire les mêmes effets dans des cas analogues.

Il y a dans le commerce deux sortes principales de thé : le thé *vert* ou *Hyswen* et le thé *noir* ou *pékao* : le premier contient plus de théïne et plus de tannin que le second auquel il sera préféré comme stimulant et contre les empoisonnements; au contraire le thé noir conviendra mieux pour les personnes nerveuses.

L'infusion se fait avec une demi-cuillerée à café de feuilles par tasse de thé, de la manière suivante : on commence par arroser le thé dans la théière avec un peu d'eau bouillante et on laisse infuser pendant trois ou quatre minutes; puis on ajoute la quantité d'eau bouillante nécessaire pour compléter la tasse et l'on verse au bout de quelques minutes d'infusion.

Le *thé punché* qui produit d'excellents effets dans tous les cas où l'on a besoin de ramener la chaleur et d'exciter les forces est tout simplement une infusion de thé sucrée et alcoolisée avec du tafia.

Fleurs de tilleul. — S'emploient en infusion dans l'indigestion, le refroidissement, l'excitation nerveuse. L'infusion se fait comme celle des feuilles de thé.

Gomme arabique. — Fournie par plusieurs espèces d'acacia, soluble dans l'eau, elle est employée comme émollient dans les inflammations du tube digestif, de la gorge, des voies respiratoire et urinaire. Elle a, comme l'eau albumineuse, de très bons effets dans les diarrhées, pour lesquelles il n'existe pas de tisane meilleure. Elle est indiquée dans les empoisonnements parce qu'elle s'oppose à l'absorption, et que, de plus, elle agit comme enduit adoucissant sur les tissus irrités par les poisons âcres.

Elle se donne à doses illimitées, en morceaux qu'on laisse fondre dans la bouche, ou en tisane faite avec gros comme une noix de gomme arabique, concassée ou grossièrement pulvérisée pour un litre d'eau.

Huile volatile concrète de camphre. — Le camphre est une essence ou huile essentielle concrète, blanche, demi-transparente comme de la glace, à cassure brillante, fragile, que l'on retire ordinairement du bois de camphrier du Japon, arbre de la famille des Lauracées, et que l'on raffine en Europe. Il ne peut se pulvériser qu'après avoir été humecté d'alcool ou d'éther.

Bien que fusible seulement à 175°, le camphre est volatil à la température ordinaire. Il est très peu soluble dans l'eau (3 p. 1,000), mais très soluble dans l'alcool (à peu près à parties égales : 120 p. 100). Il est uniquement employé à l'extérieur sous forme d'*alcool camphré* (voir ce mot), d'*eau-de-vie camphrée : camphre une partie, tafia trente-neuf parties, ou d'*huile camphrée* : camphre une partie, huile d'olive dix parties. Usité en onctions, en frictions, en pansement avec des linges imbibés de ces solutions, le camphre est très utile pour faire disparaître les tuméfactions, les engorgements, les ecchymoses ou bleus succédant aux contusions, aux entorses, aux fractures.

On sait que le camphre est un antiseptique et un parasiticide ; par exemple les solutions dans lesquelles on introduit un petit fragment de camphre se conservent indéfiniment sans moisissures.

Hydrate de chloral. — C'est un produit solide, blanc, très soluble dans l'eau ; pour la facilité de son dosage, il a été mis dans le coffre à médicament à l'état de solution avec parties égales d'eau. Une cuillerée à café de cette solution équivaut donc à une demi-cuillerée à café de chloral, soit environ 2 grammes, et c'est la dose qu'il convient de donner en la mélangeant avec un demi-verre d'eau très sucrée. Le chloral a en effet une saveur âcre et désagréable qui est en partie masquée par le sucre.

Le chloral fait dormir en procurant un sommeil calme, précédé quelquefois d'une légère excitation; le réveil, au bout de plusieurs heures, est le plus souvent naturel; très rarement il est suivi d'un peu d'hébétude ou d'ivresse facile à dissiper par l'exposition au grand air et l'absorption d'une tasse de café fort. Il n'y a aucun inconvénient à donner plusieurs jours de suite, à la dose ci-dessus indiquée, le choral aux malades tourmentés par l'insomnie, quelle que soit la cause qui la détermine.

Outre ses propriétés narcotiques qui en font un excellent médicament, le chloral possède des propriétés antifermentescibles qui permettent de l'utiliser quelquefois avec avantage dans le pansement des plaies en mélangeant à un verre d'eau deux cuillerées à café de la solution à parties égales d'hydrate de chloral et d'eau. Mais cette application du chloral ne trouverait son emploi à bord qu'après qu'on aurait épuisé l'approvisionnement des objets de pansement antiseptiques.

Iodoforme. — Ce composé, dérivé de l'iode, constitue des paillettes nacrées, d'un beau jaune de soufre, douces au toucher, d'une odeur forte, caractéristique, insupportable à certaines personnes. Il est insoluble dans l'eau, mais soluble dans six parties d'éther. Il doit être réservé pour le pansement des plaies (ulcérations, chancres, etc.) dont la cicatrisation est stationnaire; dans ces conditions, il réalise une antisepsie parfaite et constitue un excellent cicatrisant. Dans les plaies récentes, au contraire, il ne produirait pas de bons résultats.

La manière la plus simple de l'employer consiste à déposer sur l'ulcération une légère couche de poudre d'iodoforme que l'on maintient appliquée avec un petit carré de coton ou de tarlatane. On peut masquer dans une certaine mesure l'odeur désagréable de l'iodoforme en le mélangeant avec parties égales de café en poudre.

Ipécacuanha. (Voir *Poudre d'ipéca.*)

Moutarde en feuilles. — Ce nom, sert à désigner les *sinapismes*, obtenus avec la farine de moutarde noire que l'on applique sur la peau après les avoir humectés d'eau froide ou du moins à la température ordinaire. La rougeur de la peau qui se produit alors s'accompagne d'une douleur cuisante et d'une vive sensation de chaleur au point sur lequel le sinapisme est appliqué. Au bout de quelques heures, il surviendrait une véritable brûlure, lente à se cicatriser. Il faut donc avoir grand soin de ne pas laisser le sinapisme en place plus d'un quart d'heure, surtout chez les personnes qui auraient perdu la sensibilité, et ne pourraient avertir de l'excès de la douleur. Dans les congestions cérébrales, les syncopes, il est utile d'appliquer des sinapismes aux mollets pendant un quart d'heure et de les *promener* ensuite sur les cuisses, le même sinapisme servant ainsi à plusieurs applications; on les emploie en outre avec avantage sur la poitrine dans les cas où la respiration est gênée; enfin ils sont usités, en les appliquant à l'endroit douloureux, contre les *douleurs*, les *névralgies*, le *lombago*, le *point de côté.*

Oléo-résine de copahu (baume). — C'est un liquide oléagineux extrait du tronc de certains arbres; sa couleur varie du jaune-pâle au brun-clair, son odeur est aromatique, son goût âcre, amer, persistant. Il est très souvent employé contre la blennorrhagie ou chaude-pisse; on le donne, contre cette affection, à la dose d'une à deux cuillerées à café avant le repas; on devrait cesser l'usage du copahu, s'il provoquait de la diarrhée, des éruptions de la peau, ou des vomissements; il faudrait l'abandonner aussi dans le cas où l'écoulement ne serait pas modifié par son emploi.

Même lorsque le copahu réussit sans présenter d'inconvénient, il convient de ne pas en abuser et de ne pas en continuer l'usage au delà de cinq à six jours.

Oxyde de magnésium (magnésie calcinée). — La magnésie, magnésie calcinée ou décarbonatée, agit comme absorbant dans l'estomac en s'emparant des acides qui y sont contenus : on la donnera utilement à la dose d'une cuillerée à café par jour, contre les aigreurs ou brûlures d'estomac, surtout chez les individus constipés. Elle possède en effet des propriétés purgatives, à la dose d'une cuillerée à soupe délayée dans un verre d'eau. Il suffit d'en donner la moitié d'une cuillerée à soupe aux personnes faciles à purger; d'autres fois, la dose doit être portée à deux cuillerées à soupe. Il n'y a que des avantages à prendre ce purgatif immédiatement avant le repas. Les effets purgatifs de la magnésie sont accrus quand on prend en même temps une boisson acide : limonade, eau vinaigrée, etc.

La magnésie est un excellent contrepoison de l'arsenic et des acides minéraux corrosifs; on la donne alors à la dose de deux à trois cuillerées à soupe.

Perchlorure de fer liquide. — Le perchlorure de fer ou chlorure ferrique s'emploie à l'état liquide, par gouttes dans un peu d'eau, contre les hémorragies telles que les saignements de nez, les crachements ou vomissements de sang, etc. On le donne à la dose de cinq gouttes dans un quart de verre d'eau, et l'on boit cette quantité toutes les demi-heures ou même tous les quarts d'heure, jusqu'à l'arrêt de l'hémorragie.

Dans l'*anémie*, on donne utilement le perchlorure de fer (cinq gouttes à boire dans un peu d'eau au commendu repas, une fois par jour).

Pour l'usage externe, le perchlorure de fer s'emploie à la dose d'une cuillerée à café dans un verre d'eau froide; on imbibe de cette solution des boulettes de coton que l'on introduit dans les narines, dans les cas de saignement de nez; on peut aussi appliquer un morceau de linge imbibé de la même solution sur toute surface saignante. Mais dans le cas où le sang jaillit d'une artère coupée dans une plaie, le perchlorure de fer serait plus nuisible qu'utile, par ce qu'il irrite et salit la plaie, et rendrait difficile la ligature ultérieure de l'artère, opération qui peut être absolument nécessaire, mais ne doit être pratiquée que par un médecin.

Pommade antipsorique d'Helmerich. — C'est une pommade soufrée et alcaline employée contre la gale. Dès qu'un galeux est reconnu tel, on fait sur tout son corps une friction avec du savon pendant 20 à 30 minutes. (Il est préférable de se servir de savon noir si l'on peut s'en procurer). Le galeux est ensuite plongé pendant 1 heure dans un bain alcalin; au sortir du bain on frictionne de nouveau *toutes les parties du corps* avec la pommade d'Helmerich, et le traitement est ainsi terminé après avoir duré, en tout, 2 heures. La gale est guérie, en ce sens que, l'acarus, animal parasite qui lui donne naissance, est détruit; il ne reste plus que des ulcérations, des éruptions qui peuvent accompagner la gale, et disparaissent ensuite facilement par les soins de propreté. A bord le bain alcalin sera le plus souvent impossible; on le remplacera en prolongeant la lotion savonneuse.

Les acarus ou les œufs de cet animal qui pourraient rester dans les vêtements sont détruits par la chaleur en mettant les vêtements au four pendant 1 heure; on évitera ainsi la récidive chez le même galeux, ainsi que la contagion de son affection à ses camarades.

Poudre dentifrice. — Poudre blanche, très fine, composée de *craie* qui nettoie les dents, de *chlorate de potasse* qui excite les gencives et d'*acide borique* qui agit comme antiseptique. On l'emploie tous les matins en se frictionnant les dents avec la brosse à dents imbibée d'eau chaude et dont la surface est chargée d'une petite quantité de poudre; on se rappellera, en outre, que le bon entretien des dents exige qu'on se nettoie soigneusement la bouche après avoir mangé, avec de l'eau pure, et au besoin en se servant du cure-dent.

Poudre d'ipéca (en paquets d'un gramme).
— C'est la poudre de la racine d'une plante originaire
du Brésil, et nommée *ipécacuanha;* pour abréger, on l'appelle le plus souvent : ipéca. Elle s'emploie comme vomitif à la dose d'un gramme dans un quart de verre d'eau
tiède, répété deux ou trois fois à 10 minutes d'intervalle.
Dès que les vomissements surviennent, on les facilite en
faisant avaler un ou plusieurs verres d'eau tiède. Ces vomissements sont accompagnés de refroidissement de la
peau, de sueur abondante et de perte momentanée des
forces. Ils sont utiles dans les indigestions, les embarras
d'estomac, les empoisonnements, les crachements de
sang. Dans la dysenterie, l'ipéca s'emploie à la dose d'un
gramme seulement, dans un verre d'eau sucrée, dont on
prend la moitié le matin, et la moitié le soir, après avoir
agité la fiole contenant le médicament

Poudre de quinquina jaune. — C'est l'écorce
finement pulvérisée du *Cinchona Calisaya,* arbre de l'Amérique du Sud.

On la donne surtout contre l'anémie, suite de fièvres
intermittentes, à la dose d'une à deux cuillerées à café
de poudre dans un peu de vin, immédiatement avant le
repas.

Poudre de rhubarbe (en paquet de 1 gramme).
— La poudre de racine de rhubarbe, à la dose de 1 à
4 grammes, agit comme un purgatif doux, causant très
peu de coliques; on la prend le soir au commencement
du repas, délayée dans un peu d'eau ou dans une cuillerée de soupe.

A la dose d'un demi-gramme, prise également en se mettant à table, la poudre de rhubarbe ouvre l'appétit et excite les fonctions de l'estomac. Il n'y a d'ailleurs aucun inconvénient à en continuer l'emploi de cette manière pendant plusieurs jours.

Quinine (sulfate de) en paquets de 50 centigrammes. — C'est le remède par excellence des fièvres intermittentes contre lesquelles on le donne à la dose de 50 centigrammes à 2 grammes par jour. En général, il n'est pas utile d'atteindre la dose de 2 grammes par jour, et il vaut mieux ne pas dépasser 1 gramme et demi, donné par paquets de 50 centigrammes soit dans du café, soit, mieux encore, en poudre enveloppée d'une feuille de papier à cigarette. Le premier paquet doit être donné 10 heures avant le retour de l'accès de fièvre; le dernier paquet 3 heures avant ce retour.

Dans les fièvres pernicieuses, lorsqu'on se trouve dans un pays où existe cette affection (comme c'est le cas pour la plupart des pays intertropicaux), il faut donner la quinine dès que le mal est constaté, et l'on peut être forcé alors d'atteindre la dose de 3 grammes et même de 4 grammes, par paquets de 50 centigrammes toutes les deux heures.

En outre, le sulfate de quinine se donne utilement contre les névralgies, dentaire ou autres, contre la migraine (quand celle-ci n'a pas été guérie par l'antipyrine), contre le rhumatisme (lorsque le salicylate de soude a échoué).

Salicylate de soude en paquets de 2 grammes.

— Poudre blanche, à saveur un peu sucrée, soluble dans dix parties d'eau froide. Elle s'emploie contre le rhumatisme où le plus souvent elle procure, dès la première dose, une notable diminution des douleurs. On peut en donner par jour un à trois paquets de 2 grammes; souvent un seul paquet suffit; il est ordinairement inutile d'en continuer l'usage plus de deux à trois jours.

Le moyen le plus simple de faire prendre le salicylate de soude est d'en donner peu de temps avant le repas un paquet de 2 grammes dissous dans un verre d'eau auquel on aura ajouté une cuillerée à soupe de tafia.

Sulfate de cuivre. (Voir *Désinfectants.*)

Sulfate ferreux ordinaire. (Voir *Désinfectants.*)

Sulfate de soude. — D'une saveur salée, très soluble dans l'eau (trois parties d'eau suffisent à dissoudre une partie de sulfate de soude), ce sel appelé aussi *sel de Glauber* est employé comme purgatif à la dose d'une à deux cuillerées à soupe (autant que la cuillère peut en contenir), dans un demi-verre d'eau, le matin à jeun. Pour faciliter l'action purgative, il est bon de faire prendre ensuite du thé léger.

Tartrate d'antimoine et de potasse (émétique), en paquets de 5 centigrammes. — Appelé aussi tartre stibié, l'émétique se donne, comme vomitif, à la dose de 5 centigrammes dissous avec un peu d'eau, dans les empoisonnements par les substances toxiques introduites par la bouche, dans le cas de corps étrangers introduits profondément dans la gorge. Il est utile aussi dans les angines ou les amygdalites, dans lesquelles les efforts de vomissement font rejeter par la bouche les matières purulentes qui encombraient l'entrée de la gorge ; le malade se sent alors immédiatement soulagé.

A la dose de 10 à 15 centigrammes pris en une fois, l'émétique peut produire des effets d'empoisonnement ; il faut éviter de l'employer, même à dose de 5 centigrammes, chez les individus affaiblis ou exposés à la diarrhée, à la dysenterie, au vomissement, et partout où règnent des maladies épidémiques qui attaquent l'appareil digestif, comme la dysenterie et le choléra.

Vin d'opium de Sydenham (laudanum). — Le laudanum est une solution d'opium dans le vin de Malaga, avec addition de safran, de cannelle et de girofle. C'est une préparation stimulante en même temps que narcotique et dont on met habituellement vingt gouttes dans une fiole contenant un demi-verre d'eau sucrée, à boire par cuillerées à soupe ; mais on en donne très bien six à dix gouttes à la fois sur un morceau de sucre, et l'on peut ainsi en absorber trente gouttes dans les 24 heures. On le donne contre la plupart des affections douloureuses : névralgies, rhumatismes, coliques (quelle qu'en soit la cause), douleurs d'estomac, diarrhées, dysenterie, choléra.

Certaines personnes sont très vivement impressionnées par l'opium et ne peuvent en supporter que des doses extrêmement faibles. Telles sont beaucoup de femmes, tous les jeunes enfants et les malades disposés aux congestions cérébrales. Il sera donc prudent de débuter toujours par une petite dose de laudanum (cinq gouttes), et de la renouveler en la doublant, au bout d'une heure, si elle n'a pas produit de résultats appréciables.

Pour l'usage externe, on emploie aussi le laudanum à la dose de deux ou trois gouttes sur une boulette de coton, contre les douleurs de dents, d'oreilles; à la dose de trente à quarante gouttes et dans une ou deux cuillerées d'huile d'olive, pour des frictions sur des jointures douloureuses.

3°. — CLASSIFICATION DES MÉDICAMENTS.

Au point de vue de leur administration ou mode d'emploi, les médicaments se divisent en *externes*, c'est-à-dire réservés pour l'usage extérieur, en lavages, frictions, pansements; *internes*, c'est-à-dire qui doivent être absorbés à l'intérieur du corps après avoir été avalés ou pris en lavement; *mixtes*, c'est-à-dire externes ou internes suivant les doses, suivant aussi l'usage qui en est fait soit à l'extérieur, soit à l'intérieur du corps.

Les médicaments du coffre se répartissent dans les trois catégories ci-dessous : ils y sont indiqués sous leur nom vulgaire, en regard de la désignation officielle de la feuille d'armement. Chaque nom de médicament est accompagné de la mention des principaux cas où le médicament est utile. Pour les détails, on se reportera soit à la première partie au nom de la maladie, soit à la deuxième partie au nom du médicament dans la nomenclature officielle de la feuille d'armement.

MÉDICAMENTS POUR L'USAGE EXTERNE.

NOM VULGAIRE.	NOM DE LA FEUILLE D'ARMEMENT.	USAGE.
Acide borique....	Acide borique purifié..	En solution pour lavages, dans les maux d'yeux, les furoncles, les irritations de la peau.
Acide phénique...	Acide phénique dissous avec parties égales de glycérine [1].	Deux cuillerées à café pour un verre d'eau (solution au $\frac{1}{50}$) pour pansement (solution *faible*). — Une cuillerée à soupe par verre d'eau ou cinq cuillerées à soupe pour un litre d'eau (solution *forte*, au $\frac{1}{20}$) pour pansement. — L'huile phéniquée à 2 p. 100 s'obtient en mélangeant dix cuillerées d'huile d'olive à une demi-cuillerée d'acide phénique dissous.
Alcool..........	Alcool éthylique à 80°..	Pour garnir la lampe à alcool. — Pour dissoudre le camphre et faire de l'alcool camphré.
Alcool camphré concentré.	Alcoolé camphré......	Pour les panaris, les furoncles.

[1] La solution d'acide phénique et glycérine à parties égales pèse par cuillerée à café environ 5 grammes et par cuillerée à soupe 20 grammes; il y a dans le premier cas 2 grammes 50 centigrammes d'acide phénique et dans le second cas 10 grammes.

NOM VULGAIRE.	NOM DE LA FEUILLE D'ARMEMENT.	USAGE.
Camphre........	Huile volatile concrète de camphre.	Pour faire de l'alcool camphré avec l'alcool, ou de l'eau-de-vie camphrée avec le tafia, et servir alors en frictions contre les douleurs.
Chlorure de chaux.	Hypochlorite de chaux..	Désinfectant pour les poulaines, les bouteilles, etc.
Chlorure de zinc..	Chlorure de zinc......	*Idem.*
Eau blanche (extrait de saturne).	Acétate de plomb liquide (extrait de saturne).	L'eau blanche se prépare en mélant à l'eau ordinaire assez d'extrait de saturne pour blanchir fortement le mélange. — Contre les contusions, les engelures, les brûlures, les entorses.
Iodoforme........	Iodoforme...........	Sert au pansement des plaies, sur lesquelles on le dépose en poudre fine.
Sinapisme........	Moutarde en feuilles...	Contre les douleurs, les points de côté, les syncopes, les congestions cérébrales.
Sulfate de cuivre..	Sulfate de cuivre......	Désinfectant.
Sulfate de fer....	Sulfate ferreux ordinaire.	Désinfectant.
Pommade soufrée.	Pommade antipsorique d'Helmerich.	Contre la gale.
Poudre dentifrice.	Poudre dentifrice.....	Usage quotidien pour la propreté et la conservation des dents.

MÉDICAMENTS POUR L'USAGE INTERNE.

NOM VULGAIRE.	NOM DE LA FEUILLE D'ARMEMENT.	USAGE.
Antipyrine......	Analgésine (antipyrine).	Contre la migraine, les névralgies, la douleur en général.
Chloral.........	Hydrate de chloral....	Contre l'insomnie et les douleurs.
Chlorate de potasse.	Chlorate de potasse....	Contre les maux de gorge.
Copahu.........	Oléo-résine de copahu (baume).	Contre la blennorrhagie ou chaude-pisse.
Gomme.........	Gomme arabique.....	En dissolution dans l'eau; sert de tisane très utile dans les maladies avec fièvre et contre les empoisonnements.
Émétique.......	Tartrate d'antimoine et de potasse (émétique).	Vomitif.
Ipéca..........	Poudre d'ipéca.......	Vomitif.
Magnésie.......	Oxyde de magnésium (magnésie calcinée).	Contrepoison des acides; purgatif doux.
Quinquina......	Poudre de quinquina jaune.	Contre l'anémie.
Quinine........	Quinine (sulfate de)...	Contre les fièvres intermittentes, les névralgies.
Réglisse........	Extrait de réglisse.....	Contre la toux.
Rhubarbe.......	Poudre de rhubarbe...	Stomachique et laxatif.
Thé...........	Feuilles de thé.......	Tisane, excitant.
Tilleul.........	Fleurs de tilleul......	Tisane, calmant.
Salicylate de soude.	Salicylate de soude....	Contre les rhumatismes.
Sulfate de soude..	Sulfate de soude......	Purgatif.

MÉDICAMENTS POUR L'USAGE EXTERNE ET POUR L'USAGE INTERNE.

NOM VULGAIRE.	NOM DE LA FEUILLE D'ARMEMENT	USAGE.
Alcali volatil.....	Ammoniaque liquide...	A l'extérieur : contre les piqûres ou les morsures venimeuses; en inhalation dans les vertiges, les syncopes. A l'intérieur : comme stimulant et contre l'ivresse.
Éther..........	Éther sulfurique......	A l'extérieur : comme réfrigérant, contre les douleurs de dent ou d'oreille. A l'intérieur : comme calmant contre les douleurs.
Laudanum......	Vin d'opium de Sydenham (laudanum).	A l'extérieur : contre les douleurs de dent ou d'oreille; mélangé avec de l'huile, contre les douleurs rhumatismales. A l'intérieur : contre la diarrhée, les coliques.
Perchlorure de fer.	Perchlorure de fer dissous.	A l'extérieur : contre les petites hémorragies. A l'intérieur : contre l'anémie.

APPENDICE.

DISPOSITIONS SPÉCIALES AUX BÂTIMENTS DE COMMERCE DÉPOURVUS DE MÉDECIN.

A titre de renseignements, il est utile de faire connaître ici le mesures adoptées ou en cours d'exécution, relativement aux soins à donner aux malades ou blessés, sur les bâtiments de commerce dépourvus de médecin, et qui naviguent dans des conditions déterminées, soit comme campagne, soit comme passagers.

1° Mer d'Islande.

COMPOSITION DU COFFRE DE MÉDICAMENTS POUR LES NAVIRES QUI FONT LA PÊCHE D'ISLANDE.

(Instructions du Ministre de la marine du 11 février 1869.)

Amidon	500 grammes.
Baume Oppodeldoch	100
Coton en rame	300
Eau-de-vie camphrée	1,000
Éther sulfurique rectifié	30
Extrait de réglisse (suc de réglisse)	500
Extrait de saturne	100
Farine de semence de lin	1,000
Huile camphrée	250
Laudanum liquide de Syndenham	30
Onguent jaune	200
Pommade au garou	150

Paquets de crème de tartre de 10 gr. chaque.	10 paquets.
Paquets d'émétique de 5 centigr. chaque ..	10
Paquets de gomme arabique concassée de 20 grammes chaque..................	15
Paquets de rhubarbe en poudre de 50 centi-grammes chaque...................	15
Paquets de sulfate de quinine de 20 centi-grammes chaque...................	10
Paquets de sel d'Epsom de 30 gr. chaque...	5
Paquets de sel de nitre de 1 gramme chaque.	10
Semence de lin.......................	1,000 grammes.
Sinapismes Rigollot, une boîte de........	10 feuilles.
Sparadrap de diachylon gommé (dans un étui)...........................	250 grammes.
Sparadrap vésicant (dans un étui)........	60
Thé...............................	200
Bandages herniaires simples [1]...........	2 { 1 côté droit. / 1 côté gauche.
Sous-cuisses pour bandage...............	2
Bassin plat de commodité, en étain.......	1
Charpie fine (dans un sac en toile).......	250 grammes.
Linge à pansement dont un tiers pour bandes.	4,000
Seringue à lavement avec canule courbe, en étain..........................	1
Urinal en étain....................	1
Instruction médicale................	1

Les indications suivantes s'appliquent aux articles imprimés ci-dessus en italiques, qui n'ont pas été mentionnés dans le *Guide médical* et qui semblent d'ailleurs destinés à disparaître quand on modifiera de nouveau la composition du coffre à médicaments sur les bâtiments de pêche d'Islande.

Amidon. — On peut en saupoudrer la surface du corps dans

[1] Inscrire sur les pelotes : *côté droit* ou *côté gauche.*

les maladies de la peau accompagnées de rougeur et de démangeaisons.

Baume Oppodeldoch. — En frictions, contre les douleurs rhumatismales.

Coton en rame. — Mêmes usages que le coton cardé supérieur.

Farine de semence de lin. — Pour confectionner des cataplasmes.

Onguent jaune. — S'appliquait autrefois, sur la peau, pour faciliter la disparition de certaines tumeurs.

Pommade au garou. — Pour entretenir les vésicatoires.

Paquets de *crème de tartre* de 10 grammes chaque : comme tisane et rafraîchissant, un paquet dans un litre d'eau, avec un paquet de 1 gramme de nitre à prendre par verre.

Paquets de *sel d'Epsom* de 30 grammes chaque ; comme purgatif, un paquet dans un verre d'eau,

Paquets de *sel de nitre* de 1 gramme chaque : un paquet dans un litre d'eau avec un paquet de crème de tartre, comme tisane.

Charpie fine. — Ne doit s'employer pour les pansements qu'après avoir été purifiée autant que possible dans l'eau bouillante et imbibée ensuite de la solution phéniquée qui a été introduite dans le coffre, comme il est dit ci-après.

Linge à pansement. — Même observation pour le linge à pansement, lorsque ce linge doit s'appliquer sur une plaie.

Le Conseil supérieur de santé de la marine a approuvé la proposition faite à la fin de l'année 1890 par M. le médecin de la Station d'Islande, pour l'addition au coffre à médicaments de quatre articles, savoir :

Solution phéniquée à 5 p. 100................... 2 litres.
Ciseaux.. 1 paire.
Pinces à dissection............................ 1
Bistouri droit................................. 1

Les *pinces à dissection* peuvent être utiles pour les pansements des plaies. Le *bistouri* s'emploie dans les cas indiqués dans le *Guide médical* au mot *lancette* et se manœuvre alors comme ce dernier instrument.

Semence de lin. — Comme tisane émolliente, faire infuser deux heures cette semence (le contenu d'une cuillère à soupe dans un litre d'eau bouillante) et passer ensuite à travers un linge.

Sparadrap vésicant. — C'est le vésicatoire ordinaire.

2° **Mer du Nord.**

Le Conseil supérieur de santé de la marine a émis le vœu qu'un coffre à médicaments rudimentaire fût placé à bord des navires pêcheurs de la mer du Nord, et composé de la manière suivante :

1 paquet de 10 bandes en coton, tissu fin, bichlorurées, de 5 mètres sur o m. 5o, enveloppées de papier imperméable, *pour pansements.*

1 paquet de 10 compresses en gaze à pansement bichlorurée, de o m. 55 sur o m. 45, enveloppé de papier imperméable, *pour pansements.*

1 paquet de 10 compresses en gaze à pansement bichlorurée, de o m. 45 sur o m. 35, enveloppé de papier imperméable, *pour pansements.*

5 paquets de coton absorbant dit *hydrophile à longue soie,* purifié et bichloruré, en paquets de 25 grammes, comprimés, enveloppés de papier imperméable, *pour pansements.*

1 rouleau de baudruche gommée (taffetas français).

1 flacon de 100 grammes de solution phéniquée (acide phénique et glycérine parties égales, avec petite cuillère pour dosage).— Mode d'emploi : 1 cuillerée à café dans un grand verre d'eau, *pour pansements.*

1 pot de vaseline boriquée à $\frac{4}{100}$, *pour pansements.*

1 boîte de 100 grammes d'acide borique en poudre. — Mode d'emploi : pour faire de l'eau boriquée, on met 3 cuillerées à soupe d'acide borique dans un litre d'eau bouillante.

1 flacon de 30 grammes de laudanum. — Dose ordinaire : 20 gouttes par jours en deux fois.

1 bande hémostatique dite *bande réglementée*, enfermée dans du papier imperméable, *pour arrêter les hémorragies*.

1 paire de ciseaux à linge.

1 pelote d'épingles.

Une très courte instruction pour les soins à donner, en l'absence du médecin, aux malades ou blessés, à bord des navires pêcheurs de la mer du Nord doit en même temps être annexée au *livret de pêche* qu'il est question de refondre prochainement.

3° **Terre-Neuve.**

(Instructions du Ministre de la marine du 6 février 1889.)

Actuellement certains navires partant de France avec 80 à 90 hommes en laissent 50 à 60 sur la côte pour occuper un chauffaud et, avec les hommes qui restent, 20 à 25, vont sur le banc ou pêchent en défilant. Ces navires doivent être munis de deux coffres, un qui sera débarqué avec la plus grande partie de l'équipage et qui sera du type n° 1 ou 2 suivant l'effectif, et l'autre qui restera à bord pendant la campagne de pêche sur les bancs ou en défilant, et qui sera généralement du type n° 3. C'est ce dernier coffre qui doit être embarqué sur les navires armant à Saint-Pierre, goélettes en général, qui n'ont pas plus de 20 à 25 hommes d'équipage.

Les navires qui font la pêche peuvent se diviser en trois séries :

1.re série, 50 hommes d'équipage au moins;

2e série, 30 hommes d'équipage au moins;

3e série, 20 hommes d'équipage au moins.

Coffre de 1ʳᵉ série.

NOMENCLATURE.

1° OBJETS DE PANSEMENT ET SUBSTANCES DESTINÉES
À L'USAGE EXTERNE.

Grand linge...................	5 kilogrammes.
Coton en rame.................	1
Gutta-percha laminée...........	1 m. 50.
Bandes de tarlatane............	30 bandes de 10 mètres.
Gaze dégraissée ordinaire......	20 paquets de 5 mètres.
Coton hydrophile...............	500 grammes.
Drains chirurgicaux............	1 mètre.
Fils de catgut.................	1 m. 50 variés.
Solution phéniquée à 5 p. 100...	6 litres.
Acide phénique pour faire des solutions [1].................	300 grammes.
Bichlorure de mercure [2]......	10
Iodoforme.....................	100
Alcool à 80 degrés.............	1 kilogramme.
Alcool camphré................	3
Alcoolé à l'iode..............	300 grammes.
Farine de lin déshuilée.......	2 kilogrammes.
Moutarde en feuilles..........	30 feuilles.
Perchlorure de fer liquide....	100 grammes.
Pommade d'Helmerich...........	500
Onguent mercuriel.............	400
Diachylon.....................	1 rouleau.
Sparadrap vésicant...........	0 m. 50.
Alun cristallisé.............	300 grammes.
Vaseline.....................	300
Acide borique [3].............	300

[1] Ne peut être employé que par le médecin.

[2] Mettre 40 grammes d'acide borique dans un litre d'eau pour faire une solution *forte,* qu'on doit dédoubler pour les lavages.

Soufre sublimé..................... 5oo gr. pour désinfection.
Chlorure de chaux................ 4 kil. pour désinfection.
Sous-acétate de plomb liquide......... 15o grammes.
Chlorate de potasse 4oo
Alcoolé de cochléaria 3oo

2° MÉDICAMENTS INTERNES.

Alcoolé à la digitale [1]................ 6o grammes.
Alcoolé à l'aconit [1]................ 6o
Extrait de quinquina 4o
Sulfate d'atropine [2]................ o g. 15.
Éther sulfurique.................... 15o grammes.
Calomel....................... 3o
Sulfate de quinine................ { 6o grammes en paquets de 5o centigr.
Huile de ricin.................... 5oo grammes.
Iodure de potassium [3]............. 2oo
Opiat, cubèbe et copahu 3oo
Poudre d'ipéca.................. { 5o grammes en paquets de 5o centigr.
Sulfate de soude.................. 1 kilogramme.
Kermès minéral................... 3o grammes.
Extrait de réglisse................. 4oo
Extrait d'opium [4] 2o
Salicylate de soude............... 2oo
Sulfate de zinc [4]................. 2o
Laudanum de Sydenham 1oo
Sous-nitrate de bismuth............ 3oo

[1] Ne peuvent être employés qu'à la dose de 1o à 15 gouttes dans les 24 heures, dans les rhumes, bronchites ou fluxions de poitrine.

[2] Ne peut être employé que par le médecin.

[3] A la dose de 1 à 3 grammes par jour au plus, dans les accidents syphilitiques.

[4] Ne peut être employé que par le médecin.

3° APPAREILS.

Attelles modelées en bois pour bras, avant-bras, cuisses et jambes.

Bandages herniaires................	4 ; 2 droits, 2 gauches.
Irrigateur Éguisier garni............	1
Sondes molles	2
Bougies........................	2
Urinal en étain..................	1
Ciseaux.......................	1
Seringues à injection en verre	4
Balance à main..................	1
Lancettes......................	2
Courtines en verre de 150 grammes...	4
Plateau à pansement et poêlette......	1
Amadou.......................	Quantité suffisante.
Épingles.......................	Quantité suffisante.

Coffre de 2ᵉ série.

1° OBJETS DE PANSEMENT ET SUBSTANCES DESTINÉES À L'USAGE EXTERNE.

Grand linge.....................	5 kilogrammes.
Coton en rame	1
Bandes en tarlatane..............	20 bandes de 10 mètres.
Gaze ordinaire dégraissée..........	10 paquets de 5 mètres.
Gutta-percha laminée.............	1 mètre.
Catgut varié....................	1
Drains chirurgicaux..............	1
Coton hydrophile................	500 grammes.
Solution phéniquée à 5 p. 100.......	6 litres.
Iodoforme	100 grammes.
Alcool à 80°....................	1 kilogramme.
Alcool camphré	2
Alcoolé à l'iode	200 grammes.
Farine de lin déshuilée............	2 kilogrammes.

Moutarde en feuilles (Rigollot)........   20 feuilles.
Perchlorure de fer liquide...........   60 grammes.
Pommade d'Helmerich..............   400
Diachylon ....   1 rouleau.
Sparadrap vésicant................   0 m. 50.
Alun cristallisé..................   150 grammes.
Vaseline......................   300
Soufre sublimé..................   300
Chlorure de chaux................   3 kilogrammes.
Sous-acétate de plomb liquide........   200 grammes.
Chlorate de potasse   250
Alcoolé de cochléaria.............   300
Onguent mercuriel................   250
Acide borique...................   250

2° MÉDICAMENTS INTERNES.

Alcoolé à la digitale [1]............   30 grammes.
Alcoolé à l'aconit [1]...............   30
Extrait de quinquina   20
Éther sulfurique.................   100
Sulfate de quinine en paquets de 50 centi-
   grammes....................   30
Huile de ricin   300
Iodure de potassium [2]...........   200
Opiat, cubèbe et copahu..........   200
Poudre d'ipéca en paquets de 50 centigr.   30
Sulfate de soude.................   500
Extrait de réglisse...............   400
Salicylate de soude [3]............   100

[1] Ne peuvent être employés qu'à la dose de 10 à 15 gouttes dans les 24 heures, dans les rhumes, bronchites ou fluxions de poitrine.

[2] De 1 à 3 grammes au plus, et par jour, dans les affections syphilitiques.

[3] De 1 à 3 grammes par jour, en potion, dans le rhumatisme. Cesser après trois ou quatre jours.

Thapsia .... 3o centigrammes.
Laudanum de Sydenham .... 8o grammes.
Sous-nitrate de bismuth............. 200

3° APPAREILS.

Attelles modelées en bois pour bras, avant-bras, cuisses et jambes.
Bandages herniaires................ 4; 2 droits, 2 gauches.
Irrigateur Éguisier.................. 1
Sondes molles 2
Bougies 2
Urinal en étain.................... 1
Ciseaux 1
Seringues à injection en verre 3
Lancettes.......................... 2
Courtines en verre de 15o grammes... 3
Plateau et poêlette à pansement...... 1
Amadou............................ Quantité suffisante.
Épingles .... Quantité suffisante.

Coffre de 3° série.

1° USAGE EXTERNE.

Grand linge........................ 3 kilogrammes.
Coton en rame..................... 5oo grammes.
Coton hydrophile.................. 200
Gutta-percha laminée.............. 1 mètre.
Bandes en tarlatane................ 1o bandes de 1o mètres.
Gaze ordinaire dégraissée........... 5 paquets de 5 mètres.
Eau blanche....................... 3 kilogrammes.
Solution phéniquée à 5 p. 1oo....... 4
Solution boriquée à 5 p. 1oo........ 3
Iodoforme .... 1oo grammes.
Alcool camphré.................... 2 kilogrammes.
Alun cristallisé.................... 15o grammes.

Perchlorure de fer liquide [1].......... 60 grammes.
Vaseline........................... 200
Onguent mercuriel double 200
Moutarde en feuilles (Rigollot)....... 20 feuilles.
Diachylon .... Demi-rouleau.
Amadou........................ Quantité suffisante.
Sparadrap vésicant................ 30 centimètres.
Farine de lin..................... 1 kilogramme.

2° USAGE INTERNE.

Huile de ricin...................... 120 grammes.
Sulfate de soude.................... 300
Chlorate de potasse................. 200
Sous-nitrate de bismuth............. 120
Laudanum......................... 50
Éther sulfurique.................... 50
Extrait de réglisse 300
Sulfate de quinine en paquets de 0 gr. 50. 15
Poudre d'ipéca en paquets de 0 gr. 50.. 15

3° APPAREILS.

Attelles modelées en bois pour bras, avant-bras et jambes.
Irrigateur Éguisier.................. 1
Lancettes......................... 2
Courtines en verre de 150 grammes.... 2
Bandages herniaires................ 4 ; 2 droits, 2 gauches.
Épingles.......................... Quantité suffisante.

Le *Guide médical* contient la manière d'utiliser la plupart des objets ou des médicaments mentionnés dans les coffres de ces trois séries dont le contenu exige cependant quelques indications complétant les notes ajoutées à certains noms de médicaments.

[1] Étendu dans l'eau et versé sur des rondelles d'amadou.

L'alcoolé à l'iode ou *teinture d'iode* s'applique sur la peau comme un badigeonage, au moyen d'une boulette de coton imprégné de teinture d'iode, dans les cas de bronchite, de douleurs localisées à la poitrine ou dans un membre.

La *farine de lin,* de même que la *farine de lin déshuilée,* sert à confectionner des cataplasmes, pour tous les cas où l'application de compresses émollientes serait utile : abcès, etc.

L'*onguent mercuriel* s'emploie principalement à bord contre les poux ou morpions, en application sur la peau qui est habitée par ces parasites.

Le *sparadrap vésicant* ou *vésicatoire* s'applique sur la peau dans le cas de fluxion de poitrine ou de point de côté (pleurésie). Généralement on en coupe un morceau de la grandeur de la main, et on le laisse en place sur la peau, au siège de la douleur, pendant 5 à 8 heures; au bout de ce temps, une cloche ou grosse ampoule s'est formée; on enlève le vésicatoire, on perce la cloche d'un coup de ciseaux, le liquide qu'elle contenait s'écoule et, sans enlever la peau morte, on panse la plaie produite par le vésicatoire avec un linge enduit de vaseline.

L'*alun cristallisé* s'emploie en gargarismes dans les maux de gorge. — Dose : 1 cuillerée à café dans un verre d'eau chaude.

La *vaseline* s'emploie pour panser certaines plaies; dans ce but, on recouvre la plaie surtout lorsqu'elle est le siège de fortes démangeaisons, avec un morceau de linge ou de gaze enduits de vaseline.

Le *soufre sublimé* est utilisé comme désinfectant à la dose de 20 grammes par mètre cube dans l'espace à purifier; on le fait brûler 24 heures sur une plaque de tôle placée sur du sable, après avoir calfeutré soigneusement toutes les issues du local que l'on désinfecte et que l'on aère ensuite pendant plusieurs jours avant de l'habiter de nouveau. Pour favoriser la combustion du soufre, on peut l'arroser d'alcool avant de l'enflammer.

L'*alcoolé de cochléaria* se donne contre le scorbut à la dose d'une cuillerée à soupe par jour dans un demi-verre d'eau sucrée, avant le repas.

L'*extrait de quinquina* s'emploie contre l'anémie résultant des fièvres intermittentes. — Dose : gros comme un pois, deux fois par jour, aux repas.

Le *calomel* se donne comme purgatif, mais il ne faut pas en donner moins d'un demi-gramme ni dépasser la dose d'un gramme.

Huile de ricin : purgatif doux à la dose d'une ou deux cuillerées à soupe.

Opiat (cubèbe et copahu) : s'emploie dans les chaudes-pisses quand la douleur a diminué; gros comme une petite fève deux fois par jour au moment du repas.

Kermès minéral : s'emploie, dans les bronchites, pour faciliter l'expectoration, à la dose d'un quart de gramme au maximum, dans un verre d'eau sucrée par cuillerée.

Sous-nitrate de bismuth : se donne contre la diarrhée, à la dose d'une cuillerée à café, deux fois par jour.

Le *thapsia* est un emplâtre de résine que l'on peut appliquer sur la poitrine dans les cas de bronchite.

Les *sondes molles*, les *bougies* sont employées par le médecin pour évacuer le contenu de la vessie, dans les cas de rétention d'urine.

**4° Coffre à médicaments des navires de long cours
sur lesquels il n'est pas embarqué de médecin.**

Ce coffre est celui des bâtiments qui ont à bord moins de
100 personnes, équipages et passagers compris. (Décrets des
9 mars 1861 [*Bulletin des lois*, p. 404] et 17 septembre 1864
[*Bulletin officiel de la marine*, p. 169].)

La liste ci-contre est celle qui a été proposée en 1891 par le
Conseil supérieur de santé de la marine. Elle se rapproche le
plus possible de la liste des médicaments délivrés aux navires
de guerre dépourvus de médecin. Toutes les explications qu'elle
pourrait motiver se trouveront facilement dans les pages précédentes. Le sel d'Epsom, ou sulfate de magnésie, remplace le
sulfate de soude; il s'emploie exactement aux mêmes doses et
dans les mêmes cas,

NOMS DES MÉDICAMENTS.	POUR MOINS de 100 personnes.	OBSERVATIONS.
	grammes.	
Ammoniaque liquide.........	100	
Baume de copahu...........	1,000	
Vaseline..................	500	
Chlorure de chaux..........	10,000	Désinfectant.
Émétique en poudre.........	1	En paquets de 0 gr. 05.
Éther sulfurique............	100	
Extrait de saturne..........	60	
Ipécacuanha en poudre......	40	En paquets de 1 gr.
Laudanum de Sydenham.....	100	
Sel d'Epsom..............	1,000	
Sulfate de quinine..........	100	En paquets de 0 gr. 50.
Sparadrap de diachylon......	1	Rouleau.
Acide borique.............	1,000	
Plat-bassin en étain........	1	
Irrigateur................	1	
Eau-de-vie camphrée.......	1,000	
Perchlorure de fer..........	50	
Acide phénique............	1,000	En solution avec parties égales de glycérine.
Alun....................	100	
Antipyrine...............	50	En paquets de 1 gr.
Chloral hydraté...........	100	En solution avec parties égales d'eau.
Pommade d'Helmerich......	2,000	
Salicylate de soude........	100	En paquets de 2 gr.
Sous-nitrate de bismuth.....	200	
Teinture d'iode...........	200	
Bandages herniaires........	2. Droit et gauche.	

NOMS DES MÉDICAMENTS.	POUR MOINS de 100 personnes.	OBSERVATIONS.
Pansement (objets de) :		
Bandes de gaze à pansement, de 5 mètres sur o m. 07 . .	5o	
Bandes roulées en toile	5 kil.	
Compresses en gaze, à pansement, bichlorurées, petites, en paquets de 1o	20 paquets.	
Coton absorbant, dit *hydrophile*, purifié et bichloruré, en paquets de 5o grammes	5 paquets.	
Coton absorbant, dit *hydrophile*, purifié et bichloruré, en paquets de 25 grammes	5 paquets.	
Coton cardé supérieur (ouate).	2 kil.	
Étoupe purifiée, bichlorurée en plumasseaux, en paquets de 1oo grammes	5 paquets.	
Gaze non apprêtée, purifiée, en paquets de 5 et de 11 mètres.	5o mètres.	
Gutta-percha laminée, de o m. 90 de largeur	4 mètres.	
Linge à pansement (grand linge).	20 kil.	
Molleton de coton blanc pour pansement	5 mètres.	
Molleton de laine blanche	2 mètres.	
Instruments :		
Ciseaux (paire de)	1	
Lancette (dans un étui)	1	
Pinces à pansement	1	
Compte-gouttes	1	
Entonnoir	1	En verre blanc de o lit. 15.

TABLE DES MATIÈRES.

TABLE ALPHABÉTIQUE.

V

Y

www.ingramcontent.com/pod-product-compliance
Ingram Content Group UK Ltd.
Pitfield, Milton Keynes, MK11 3LW, UK
UKHW022309070726
13614UKWH00002B/634